WOHER WIR KOMMEN. WOHIN WIR GEHEN.

Mehr Bäume.
Weniger CO_2.
www.cpibooks.de/klimaneutral

MIX
Papier aus verantwortungsvollen Quellen
FSC® C083411
FSC
www.fsc.org

Johannes Huber:
Woher wir kommen. Wohin wir gehen.

www.edition-a.at

Cover und Gestaltung: JaeHee Lee
Satz: Lucas Reisigl

Gesetzt in der Premiera
Gedruckt in Deutschland

1 2 3 4 5 — 21 20 19 18

ISBN 978-3-99001-278-9

JOHANNES HUBER

WOHER WIR KOMMEN. WOHIN WIR GEHEN.

Die Erforschung der Ewigkeit

Aufgezeichnet von
Andrea Fehringer & Thomas Köpf
mit Thomas Schrems

edition a

Inhalt

Woher wir kommen
39

Wer wir sind
111

Wohin wir gehen
167

Vorwort

Jeder hat eine Biografie, seine Jugend, seine Determinanten, seine Prägemomente, aus der jene Brille entsteht, mit der er durchs Leben geht, und seinen roten Faden, der ihn dann über die Dekaden des Diesseits führt.

In solchen Prägemomenten durfte ich den früheren Erzbischof von Wien, Kardinal König, nach Washington begleiten. Er war von der Kennedy-Familie eingeladen, um im Institute for Bioethics und an der von Jesuiten geführten Georgetown University, wo auch Henry Kissinger lehrte, über das innere Zentrum des Christentums, über den Nucleus des Glaubens zu reden. Damals war ein Kardinal der katholischen Kirche noch etwas Besonderes, und Reflexionen über das Innerste einer Religion waren eine Attraktion. Unter den Zuhörern waren Sargent Shriver, der Schwiegersohn J. F. Kennedys und amerikanischer Botschafter in Paris, seine Frau Maria, Dr. Levi von der New York Times sowie Edward Kennedy, um nur einige zu nennen.

Kardinal König redete damals nicht wie ein Dogmatiker, sondern wie Paulus am Areopag – er versetzte sich ganz in die Zuhörer hinein und sprach von der inneren Ergriffenheit, die wohl jeden berührt, wenn er vor den Fragen steht: Woher komme ich? Wer bin ich? Und vor allem: Wohin gehe ich?

Diese drei Fragen haben auch mich damals geprägt.

Jahrzehnte später, bei seinem 50-jährigen Bischofsjubiläum, veranstaltete die Stadt Wien im Rathaus einen Festakt, der Bürgermeister hielt die Festrede. Kardinal König war damals körperlich schon ermüdet, eine lokale Chemotherapie wegen eines Blasenpapilloms zehrte an seinen Kräften. Am Ende des Festaktes musste er sich niedersetzen und bat mich, neben ihm Platz zu nehmen. Das Gespräch war kurz, aber emotional ins Herz gehend. Sollte ich später einmal Gelegenheit haben, so seine Bitte, dann möge ich doch, wenn möglich, darauf hinweisen und auch den Naturforschern zu erklären versuchen, dass zwischen Glaube und Wissenschaft kein Widerspruch bestehen müsste.

Das soll auch mit diesem Buch erfolgen, wobei ich mir bewusst bin, dass ich mich damit auf den Vorposten eines Umfeldes begebe, in dem das nicht unbedingt willkommen ist. Trotzdem ist es mir ein Anliegen, ein Versprechen einzulösen.

Große Fragen, kleine Geister: ein Anfang

Das Universum ist eine Scheibe.

Flach wie ein Schachbrett, zweidimensional, eben. Das sagen die Weltraumforscher und liefern aktuelle Daten, die das belegen. Mit Megateleskopen spähen sie tief hinein in den Kosmos und bedienen sich einer recht simplen Mathematik, mit der auch Landvermesser auf der Erde arbeiten. Sie wählen einen weit entfernten Punkt, peilen ihn von zwei Seiten an, bestimmen ein Dreieck und messen die Summe seiner Innenwinkel. Ergeben sie 180 Grad, muss das Universum zweidimensional sein. Ergeben sie mehr als 180 Grad, wäre das All dreidimensional, eine Kugel. Abertausende Versuche haben die Wissenschaftler angestellt, und alle führten zum selben Ergebnis. 180 Grad. Unser Universum ist ein Brett. Schachmatt der Vernunft.

Analysen der TU Wien legen nahe, dass es sich nicht bloß um einen Rechentrick handelt, sondern um eine grundlegende Eigenschaft des Raums. Professor Daniel Grumiller vom Institut für Theoretische Physik sieht sogar Hinweise dafür, dass sich das Universum als Hologramm darstellt. Man kennt das von Hologrammen auf Geldscheinen oder Kreditkarten. Eigentlich sind sie zweidimensional, schauen aber dreidimensional aus. Seit Jahren forscht der Experte mit Kollegen von der Universität Edinburgh, von Harvard, dem Massachusetts Institute of Technology (MIT) und der Universität Kyoto an dem holografischen Prinzip. Das Universum, ein Science-Fiction-Film in 3D ohne Brille? Schachmatt der Gewissheit.

So schnell können sich Annahmen, Muster, Denkschulen oder physikalische Lehren ändern. Alles kann komplett anders sein, als man es bisher für möglich gehalten hat. Ganz anders richtig, hmm, und plötzlich wahr. Ein neuer Glaubenssatz. Kehrtwende. Eine neue Geisteshaltung. Gut so. Wissen ist Veränderung.

Früher dachte der Mensch: Die Erde ist eine Scheibe.

In der Antike hat man begonnen, an der Flachheit dieser Aussage zu zweifeln. Pythagoras hob im 6. Jahrhundert v. Chr. die Hand und sagte: Nein, Freunde, es ist in Wahrheit ganz anders. Die Erde ist eine Kugel. Auch Platon glaubte an das Globus-Modell. Sein Schüler Aristoteles schrieb Über den Himmel und erkannte drei Dinge, die kein Zufall sein konnten: dass im Süden südliche Sternbilder höher über dem Horizont erscheinen; dass schwere Körper zum Mittelpunkt des Alls streben; und dass der Erdschatten bei einer Mondfinsternis immer rund ist. Daraus folgt: Die Erde ist eine runde Sache. Ein anderer Querkopf namens Eratosthenes hat den Erdumfang im 3. Jahrhundert vor Christus gemessen. Für Christoph Kolumbus war dann im 16. Jahrhundert nach Christus schon lange klar, dass die Welt eine Kugel ist. Trotzdem gab es noch immer Kopfschüttler und Kleingeister, die den Zweifel über die Wahrheit stellten. Erst die Weltumsegelungen von Ferdinand Magellan und Francis Drake ließen die Skeptiker verstummen. Man schrieb das Jahr 1580.

Es mussten 22 Jahrhunderte vergehen, bis der Mensch vom ersten Signal bis zum letzten Beweis überzeugt war, dass wir nicht auf einem großen Feld leben. Sondern auf einem großen Wasserball. Aus zweidimensional wird dreidimensional.

Vice versa verhält es sich mit dem Universum. Früher dachte man, der Kosmos sei ein Raum. Auf einmal ist diese kugelrunde Unendlichkeit flach und der Mensch platt. Aus dreidimensional wird zweidimensional. Die Vermessungen der Welt ändern sich eben.

Die Ergriffenheit des Gemüts

Im Hintergrund regt sich etwas. Die großen Fragen der Menschheit. Fragen, die sich schon in der valentinianischen Taufformel von Clemens von Alexandrien im dritten Jahrhundert wiederfinden: *Wer waren wir? Was sind wir geworden? Wohinein sind wir geworfen? Wohin eilen wir? Wovon sind wir befreit? Was ist Geburt? Was ist Wiedergeburt?*

Der Harvard-Philosoph William James, Begründer der Psychologie in den USA und oberster Vertreter des philosophischen Pragmatismus, hielt vor 110 Jahren einen Vortrag vor den Philosophischen Clubs der Universitäten von Yale und Brown und fasste ihn später in einem schönen Satz zusammen: »Der Glaube bleibt eines der unentäußerlichen Geburtsrechte unseres Geistes.«

Es geht um das Grundrecht des Menschen, sich mit Zusammenhängen zu befassen, die über die fünf Sinne hinausgehen. Die Beschäftigung mit diesen Zusammenhängen muss allerdings vernünftig sein – und das ist kein Widerspruch.

Seit Menschengedenken verspürt unser Gemüt, aber auch unser Geist eine Ergriffenheit, wenn beide beginnen, sich mit einer übersinnlichen Welt auseinanderzusetzen.

Es ist der Herzschlag des Glaubens.

Der einzigartige Rhythmus und die leise Melodie, nur hörbar für die religiös Musikalischen. Diese Empfänglichkeit darzustellen, ist sinnvoll und vor allem eines: auch intellektuell redlich.

Andererseits muss sich dieses besondere Gefühl einer naturwissenschaftlichen Beweisführung entziehen, weil das ja auch gar nicht die Aufgabe der Naturwissenschaft ist.

Professor Anton Zeilinger, Österreichs *Mr. Beam* der Quantenphysik und Forscher von Weltrang, sprach ein Machtwort: »Gott darf nicht beweisbar sein. Wenn wir mit Sicherheit wüssten, dass es einen Gott gibt, dann gäbe es in der Folge das Gute nicht mehr: Dann bleibt doch nur noch ein rein opportunistisches Verhalten übrig.«

Trotzdem verlangt der menschliche Wissensdrang nach Antworten auf Unschärfen in Erklärung und Beweisführung. Woher wir kommen, wieso das Böse in die Welt kam, und ob wir ein Pendant in der Ewigkeit haben.

Ein Alter Ego, das wir Seele nennen. Drüben.

Forschen, fragen, überlegen, das macht den Homo sapiens aus. Naturgemäß bläst solchen Gedanken ein starker Gegenwind ins Gesicht. Ein Hurrikan der Rechthaberei. Der rationale Skeptizismus wird zum Dogma erklärt. Leugnen ist besser. Leugnen ist leichter. Leugnen ist die neue Religion. Die Ja-Sager dieser Nein-Bewegung wollen wissenschaftlich keinesfalls anecken. Sie leben in ihren Plattenbauten der Entgeisterung und warten, bis alles vorbei ist. Bis sich die Augen hinter den Scheuklappen schließen und die Welt einen vergisst.

Verständlicherweise können Menschen in Glaubensfragen nicht warten, bis die Evidenz ihrer inneren Uhr 12 schlägt.

Sie müssen sich vorher entscheiden, ante mortem sagt der Lateiner, also rechtzeitig bevor der Sensenmann kommt und »Buh!« macht. Es geht immer um die subjektive Entscheidung. Auch ohne eine Beweisführung. Daraus ergibt sich von selbst, dass die Wissenschaft dafür gar nicht bemüht werden darf. Weder für noch gegen das Transzendente. Zwei Richtungen, klar getrennt.

Ich glaube.

Ich glaube nicht.

Beide Entscheidungen müssen sich auf Augenhöhe begegnen.

Der Philosoph Peter Sloterdijk drückte es so aus: »Angesichts der Endlichkeit unseres Wissens ist es vernünftig, den Realismus der positiven Erkenntnisse durch eine transzendentale Seite zu ergänzen.«

Kurzum, es gibt mehr, als die Wissenschaft uns glauben machen will. Ich sage das als Arzt und Wissenschaftler, als Theologe und Mensch. Im Vertrauen auf die Freiheit des Geistes und auf die Freiheit der Rede: Es existiert – mehr.

Die Wucht der Erkenntnis erklärt den Zaubertrick. Plötzlich ist die Erde keine Scheibe mehr und das Universum kein unendlicher Raum. Tatsachen verschieben sich.

Der Neurobiologe Wolf Singer, lange Jahre Leiter des Max-Planck-Instituts für Hirnforschung in Frankfurt am Main und weit entfernt von einem bekennend frommen Menschen, äußerte sich dazu so: Zu den Möglichkeiten des Menschen in seinem Forscherdrang beziehungsweise seiner Fähigkeit, sich Zusammenhänge bewusst zu machen, greift er schlicht auf seine enormen Kenntnisse der menschlichen

Physiologie zurück. Und die sagt ihm: Dem Geist erschließt sich nur ein sehr kleiner Teil der Wirklichkeit. Ans allermeiste, so Singer, kämen wir gar nicht heran.

Den Blick aufs Ganze finden wir nicht im Hirn, vielleicht aber ein bisschen weiter links unten, im Herzen. Tatsächlich deutet vieles darauf hin. Als könne die Erkenntnis nur denjenigen Menschen zuteilwerden, die sich einem besonderen Konzept hinter unserer Existenz nicht von vornherein verschließen. Die nach irdischem Verständnis den nicht-stofflichen Größen und Phänomenen ähnliche Chancen einräumen wie den sichtbaren, begreifbaren. Schließlich räumt das Universum mit seinen nicht-stofflichen, unbegreiflichen Phänomenen und Größen auch uns eine Chance ein. Eigentlich nett vom Universum.

Der Fortschritt der Menschheit sollte die Macht der geistigen Beweglichkeit anschaulich machen. Aber die Sturheit, mit der Positionen bezogen und Meinungen verteidigt werden, und die Härte, mit der subjektiven Wahrheiten zum Sieg verholfen werden soll, reichen in ihrer Unerbittlichkeit an die dunklen Zeiten von Glaubenskriegen und Inquisition heran. Nur mit den heutigen Mitteln. Fast könnte man sagen, es hat eine Art Wissens-Fundamentalismus eingesetzt. Mit einem Heer von Magiern, die alle behaupten, den großen Trick zu kennen, der uns alle fasziniert. Oder die destruktive Version davon, die Antithese: das Wissen, was es auf gar keinen Fall sein kann.

Einer ihrer prominentesten Vertreter war Stephen Hawking, er starb im März 2018. Genial in der Sache, etwa bei der Erforschung Schwarzer Löcher. Zugleich begründete er die Existenz des Universums ausnahmslos mit Newtons Gesetz der Gravitation. Da brauche es keinen Weltenbaumeister. Das Weltall habe sich aus dem Gesetz heraus selbst erschaffen. Ex nihilo, aus dem Nichts. Die Frage nach der Idee hinter dem Gesetz, nach dessen Urheber, stellte Hawking sich nicht. Zumindest nicht öffentlich. Man hörte ihn auch nicht darüber reden, wie sehr Newtons Gesetz inzwischen ins Wanken geraten ist.

Ein anderer Hardliner des 21. Jahrhunderts ist der Biologe Richard Dawkins. In einem Interview mit dem *Spiegel* anlässlich des Erscheinens seines Buches *Gotteswahn* sprach er von Religion als »Nebenprodukt der Neigung von Kindern, ihren Eltern zu gehorchen«.

Der Überlebensvorteil wäre aus Dawkins Sicht leicht zu erkennen: »In der Wildnis lebte ein aufmüpfiges Kind gefährlich, weil es die Warnungen der Eltern ignorierte. Deshalb begünstigte die Selektion wahrscheinlich die Unterordnung unter Autoritäten. Ein Gehirn aber, das glaubt, was Autoritäten sagen, kann nicht mehr unterscheiden zwischen dem guten Rat, nachts nicht in den Wald zu gehen, weil da ein Tiger lauern könnte, und dem törichten Befehl, eine Ziege zu opfern, um den Regen herbeizurufen.«

Mit anderen Worten: Das Festhalten an einer zentralen Idee oder Intelligenz hinter allem sei nichts weiter als das Ausleben eines spirituellen Rituals. Alles Transzendente gehöre ins Reich dumpfen Volksglaubens. Es handle sich um Ideen, die sich wie Viren ausbreiten, und Religion, so Dawkins, sei das eine Virus, das den Menschen verkündet: »Du wirst deinen eigenen Tod überleben.«

Guter Glaube sei nichts anderes als Gutgläubigkeit.

Tatsächlich hat es aber heutzutage den Anschein, als würden die Kanonenschüsse gegen die Spiritualität nach hinten losgehen. Als würden sich die Menschen in ihrem tiefen Misstrauen den Wissens-Monopolisten gegenüber wieder vermehrt nach anderen Antworten umsehen. Schon vor mehr als dreißig Jahren, 1986, hat der US-Nobelpreisträger Sheldon Glashow diese Entwicklung kommen sehen, als er in einem Artikel für Physics Today schrieb: »Zum ersten Mal seit dem Mittelalter sehen wir, wie unsere noble Forschung enden könnte, nämlich damit, dass der Glaube die Wissenschaft erneut ersetzt.«

Ja, es findet eine Sensibilisierung der Gefühlswelt statt.

Immer mehr Menschen erkennen den Holismus, die Ganzheitslehre. Die Vorstellung, dass natürliche Systeme und ihre Eigenschaften als Ganzes zu betrachten sind, nicht als Summe ihrer Teile. Der Mensch ist mehr als eine sprechende Organbank.

Da gibt es noch ein Bewusstsein und – ganz im holistischen Sinn – die Seele als anderes Ich im Jenseits.

Wir alle leben im Exil

Der Katholizismus duckt sich noch dezent ab vor der Wissenschaft. Die Kirche könnte ruhig klarere Positionen vertreten. Sie verkündet nicht die Kernbotschaft, weil sie fürchtet, ausgelacht zu werden. Stattdessen schmückt sie sich mit Charity-Gedanken und medial begleiteter Nächstenliebe. Das ist alles gut so, keine Frage. Aber die Kernbotschaft ist eine andere.

Im Zentrum des Christentums steht der Exilgedanke. Wir kommen von wo und gehen wieder irgendwo hin.

Das hier ist unser Exil.

Das Leben ist die Zwangsumsiedlung unseres wahren Ichs.

Willkommen in der Verbannung.

Immerhin trifft es uns alle, nicht? Die Vertreibung aus dem Paradies. So deutlich sagt es die Kirche nie, weil man Lob will, Zulauf und nicht Abkehr, Zuspruch und nicht nach oben verdrehte Augen, die signalisieren: Ah, Frömmler. Heutzutage tun sich die Menschen immer schwerer, Meinungen zu vertreten. Weil sie zu Recht befürchten müssen, in der Sekunde mit elektronischer Jauche beworfen zu werden. Es ist besser, als Atheist zu gelten und die Gottlosigkeit zum Credo zu machen, als einen Glauben zu vertreten, der als frömmlerische Spinnerei abgetan werden könnte. Bloß um der Frage nach einem Schöpfer zu entgehen.

Es ist cool, im Wald einen Baum zu umarmen und sich dabei mit dem Universum vereinigen zu wollen. Eine Kirche zu besuchen und sich dabei die Relativität unserer Existenz bewusst zu machen, wird allerdings als anachronistisch abgetan.

Manchmal hat der hellhörige Mensch den Eindruck, es gäbe sogar Konzeptionisten für eine neue Gesellschaft, die diese Welt in eine Gottlosigkeit hineinführen möchten. Der Trend geht weg von der Familie, weg vom Individuum, weg von Mann und Frau, hin zu einer Welt mit vermischten Geschlechterrollen und ohne Transzendenz. Ein Pseudorealismus ohne Individualismus, dafür mit Kontrolle.

Und diese Akteure warnen auch die religiös Empfänglichen: Sie mögen ja nicht auf ihr Recht pochen, keinen Botschaften begegnen zu müssen, die ihre Illusionen auflösen. Genau jene Träumereien, aus denen ihr Wolkenschloss namens Glauben aufgebaut ist. Ha! Der Spott, der dieser Sentenz mitschwingt, zeugt von einer kleingeistigen Haltung. Oder wie es so schön heißt: Wenn die Sonne der Kultur tief steht, dann werfen auch Zwerge lange Schatten.

Die Argumente der Vertreter dieser neuen Weltordnung gehen so: Das Universum ist ewig. Alles bleibt immer gleich. Der Kosmos wird als ein sich selbst verfassendes Ganzes gesehen. Als Hyper-Ungeheuer, das sich Zeit und Raum gönnt, um seine Kreationen vorzuführen, wie es Sloterdijk formuliert. Mehr ist nicht drin. Vom Tyrannosaurus Rex über das Ebola-Virus bis zum Homo sapiens. Alles nur Show. Der Kinosaal der Ewigkeit, heute im Programm: Mensch ohne Zukunft. Der Zweck dahinter: Das mathematisch Berechenbare wird verewigt und zum Übersinnlichen erklärt, um das bisher Transzendente verneinen zu können. An sich ja nicht unklug, wenn man die Gottlosigkeit programmatisch erklären will.

Eines wird dabei aber übersehen. Nämlich dass dieses Hyper-Ungeheuer unglaublich intelligenten Gesetzen folgt, die eine noch unglaublichere Feinabstimmung aufweisen.

Das ist kein Zufall.

Das muss man infrage stellen. Dass das Universum so ein perfekt ausgeklügeltes System ist, kann gar kein Zufall sein. Das wäre so, als würde man einen Hochleistungscomputer loben, weil er so schnelle Rechenoperationen durchführen kann und so eine tolle Grafik hat. Aber niemand fragt, wer ihn eigentlich gebaut hat. Und genau das sollte die erste Frage sein. Wer hat uns geschaffen? Wer hat den Urknall verursacht? Was war vorher?

Was scheint auf den ersten Blick wahrscheinlicher? Jemand designt etwas sehr Kluges, das sich dann nach einem Masterplan weiterentwickelt. Oder etwas erschafft sich von selbst aus dem Nichts und entwickelt sich irgendwie weiter, zufällig auch den Menschen.

Jeder, wie er glaubt.

Theorien, Chancen, Möglichkeiten. Die moderne theoretische Physik kommt dagegen auch nicht gerade mit superlogischen Vorschlägen daher, die uns das Leben erklären.

Denn die anerkannten Theorien des Mikro- und Makrokosmos passen nicht wirklich zusammen. Konkret die Quantenfeldtheorie und die allgemeine Relativitätstheorie. Für das Verständnis der Schwarzen Löcher, des Urknalls, wo die Krümmung der Raumzeit unendlich wird, wäre eine Theorie der Quantengravitation unerlässlich. Dass physikalische Größen damit unendliche Werte annehmen können, wird mit dem Begriff der Singularität umschrieben – ein Anzeichen dafür, dass Einsteins Berechnungen jenseits des Gültigkeitsbereichs angewandt werden. Die Stringtheorie ist ein Versuch, die Relativitätstheorie durch die Quantengravitation zu ersetzen. Sie probiert, alle vier physikalischen Grundkräfte zu vereinheitlichen, indem sie die Elementarteilchen auf Schwingungen eindimensionaler Strings zurückführt.

Die ganze Welt besteht also aus schwingenden Saiten. Wie die Saiten einer Gitarre. Diese Strings sind unfassbar winzig. Viel kleiner noch als die kleinsten bekannten Elementarteilchen. Die Physik bietet sie uns in Form von wurmartigen Fäden mit einem Anfang und einem Ende an. Oder geschlossen als Ringe. Das alles natürlich nur als Idee.

Jedenfalls seien diese theoretischen Strings praktisch in der Lage, auf vielfältige Weise zu schwingen. Vergleichbar mit den vielen möglichen Akkorden auf der Gitarre. Und diese Vielfalt erzeuge gleichzeitig die Vielfalt all jener Kräfte und Teilchen, die wir kennen und die unseren Kosmos ausmachen. Erscheint so weit recht einfach, ist in Wirklichkeit aber so kompliziert, dass es selbst Physiker-Kollegen der String-Fraktion die Schuhe auszieht. Ja, manchen von ihnen wurde es nach Jahrzehnten des munteren Drauflosforschens auf der einen und des argwöhnischen Zusehens auf der anderen Seite sogar zu bunt. Eine globale Anti-String-Bewegung entstand. Ausgerufen in den eigenen Reihen. Protestbücher wurden geschrieben, öffentliche Debatten wie Schlachten ausgetragen.

Der Vorwurf: Die Stringtheorie sei nichts als mathematische Spiegelfechterei. Eine erstarrte Ideologie. Ein niemals zu überprüfendes Ungetüm von unfassbarer Komplexität. Die systematische Vernichtung von Forschungsgeldern im ganz großen Stil. Eine Weltentfremdung der übelsten Art. Das sind noch die höflichen Argumente. Das führte dazu, dass sogar einem der geistigen Väter sein Schützling entglitt. »Die Schönheit wurde zum Biest«, sagte 2006 Leonard Susskind, Mitbegründer der Stringtheorie. Wir kennen Ähnliches aus der Weltliteratur, wenn Goethes Zauberlehrling in seiner Verzweiflung über den verruchten, ungehorsamen Besen ruft:

»Ach, da kommt der Meister!
Herr, die Not ist groß!
Die ich rief, die Geister
Werd ich nun nicht los.«

Auch die Frankfurter Physikerin Sabine Hossenfelder meint in ihrem neuen Buch *Das hässliche Universum,* dass solche Überlegungen in die Irre geführt haben.

Die Vorbehalte kommen nicht von ungefähr. Normalsterbliche können gerade noch mit den vier Dimensionen unserer Realität umgehen. Drei für den Raum, die vierte für die fortschreitende Zeit. Bei den Strings sprechen wir von neun Dimensionen und mehr. Vermutlich elf. Diese zusätzlichen Dimensionen, heißt es, müsse man bloß aufklappen.

Wir Menschen bekämen nichts davon mit, weil die zusätzlichen Dimensionen, wie es heißt, kompaktifiziert sind. Sie sind in mikroskopische Kugeln aufgewickelt. Die neun oder mehr Dimensionen, in denen diese Strings munter vor sich hin schwingen, können geometrisch verzerrt oder gekrümmt sein. Schlimmstenfalls kann so eine Dimension sogar nicht-geometrisch sein. Ist das alles noch vor-stellbar?

Trotzdem hält man an der Stringtheorie fest. Sie aufzugeben und einzugestehen, dass man sich möglicherweise verrannt hat, ist undenkbar. Das Motto lautet vielmehr: »Too beautiful to fail.« So eine Begründung hätte dem Christentum einfallen sollen.

Zu schön, um zu versagen, ist die Theorie übrigens auch deshalb, weil die sonst kühle String-Physik den Sinn für die wärmende Ästhetik der Natur entdeckt hat.

Das geht in Ansätzen auf Albert Einstein zurück, der nach seinen beiden Relativitätstheorien die restlichen drei Lebensjahrzehnte vergeblich damit zubrachte, die sogenannte vereinheitlichte Feldtheorie zu entwickeln. Was einen seiner vielen Biografen, Albrecht Fölsing, zum Kommentar veranlasste, Einstein hätte in den dreißig Jahren genauso gut segeln gehen können.

Was ist diese Feldtheorie? In einfachen Worten: eine einzige Formel, die alle Materie- und Kraftfelder im Universum auf einmal erklärt. Die mathematische Antwort auf Einsteins berühmte Frage: »Hatte Gott eine Wahl, als er die Welt erschuf?« Er war überzeugt, dass ein Weltenerbauer nur diese eine Möglichkeit gehabt hätte oder hat, die Welt zu schaffen. Nämlich so, wie sie ist. In genau diesem Zusammenwirken aller Faktoren. Diesen Beweis wollte er erbringen. Die Weltformel.

Ein paar Kreidestriche sollten alles erklären.

Heute fühlen die String-Theoretiker sich berufen, Einsteins Scheitern auszubügeln. Sie jagen dabei den rätselhaften *supersymmetrischen Teilchen* hinterher. Das sind die bloß in der Theorie existierenden Gegenstücke zu unserer echten, handfesten Materie. Was gar nicht so unpraktisch wäre. Das Argument der String-Experten für die Existenz dieser Teilchen ist ein anderes: Es müsse sie schon aus rein ästhetisch-symmetrischen Gründen geben. Weil die Natur sich doch so eine Chance nicht entgehen lasse.

Der Zusammenhalt einzelner Galaxien beispielsweise oder die rasante Ausdehnung des Universums werden durch die Existenz von dunkler Materie und dunkler Energie erklärt.

Bloß was das ist, dunkle Materie, dunkle Energie, weiß niemand. Nicht einmal ungefähr.

Ebenso verhält es sich mit der sogenannten Antimaterie. Sie soll beim Urknall überhaupt erst ermöglicht haben, dass die uns bekannte Materie entstanden ist. Die Sache ist vertrackt: Nach der mechanischen Physik, die das Universum als Zusammenspiel der Zahnräder eines gigantischen Uhrwerks ansah, und der spekulativen Physik des 20. Jahrhunderts, wo die revolutionären Erkenntnisse nur so dahingaloppierten, verkommt die moderne Physik mehr und mehr zur Weltanschauung. Sie verabschiedet sich vom Messbaren und verzieht sich ins Hochspekulative. Sie entwickelt universelle Bilder, die fast ausschließlich auf Unsichtbarem und Unbewiesenem, ja mitunter Unbeweisbarem aufbauen.

Der hochbegabte mathematische Physiker Walter Thirring, der solche Berechnungen selbst vornahm, vertraute mir an, dass die Wahrscheinlichkeit eines Schöpfers, hinter dessen Saum wir zu blicken versuchen, größer ist als das Auffinden einer Weltformel mit nicht nachprüfbarer Rechenakrobatik.

Trotzdem rümpft man beim Glauben die Nase. Er habe im Haus der Wissenschaft keinen Zutritt.

Mittlerweile hat die theoretische Physik aber selbst ein Glaubensproblem. Ein oft gehörter Vorwurf: Ihr habt den Kontakt zur Empirie verloren. Ihr steht nur mehr an der Tafel und liebt eure eigenen Formeln.

2013 veröffentlichte der englische Wissenschaftsautor Jim Baggott in seinem Buch Farewell to Reality die Entwicklungen der Stringtheorie und der Quantenkosmologie und nahm sie kritisch unter die Lupe. Die Physik sei zu weit gegangen.

Märchen-Physik, nannte er sie, die »Verrat an der Wahrheit« verübe und »an der Grenze zur Vertrauenserschwindelei« liege.

Der berühmte Kosmologe Robert Brandenberger begann kürzlich seinen Vortrag bei einem Treffen in der kanadischen University of Western Ontario mit den Worten: »Ich denke, um das Universum wirklich zu verstehen, benötigen wir die Hilfe der Philosophie.« Eigentlich könnte man hier nachfragen: Warum nicht auch die Hilfe der Theologie?

Physik wird selbst zur Metaphysik. Und jeder ist sich selbst der Beste.

Wissenschaft und Glaube im Gleichklang

So verhärtet waren die Fronten zwischen Forschung und Spiritualität übrigens nicht immer. Im Gegenteil, die Geschichte hat viele erfolgreiche Wechselbeziehungen gezeigt.

Nikolaus von Kues, auch Nikolaus Cusanus genannt, zum Beispiel. Vermutlich das größte Wissenschaftsgenie des ausgehenden Mittelalters und Vertreter einer Richtung, deren Namensgebung heute an manchen Ecken eine Schnappatmung auslöst: Mathematische Theologie.

Kues war Forscher und Denker, darüber hinaus päpstlicher Legat in Deutschland und später Kurienkardinal in Rom. Er schob die Mathematik hautnah an die Theologie heran und wandte mathematische Symbole auf sie an. Abzulesen an seiner Abhandlung De *quadratura circuli*. Die Quadratur des Kreises. Die

Konstruktion eines Quadrats mit dem identen Flächeninhalt wie ein vorgegebener Kreis. Eine, wie wir seit dem Beweis durch den Mathematiker Ferdinand von Lindemann wissen, unlösbare Aufgabe, wenn wir sie allein mit Lineal und Zirkel ausführen wollen. Und darüber hinaus eine Metapher für das Unmögliche.

Erstaunlich auch Kues' Reflexionen, die ihn aus der Geometrie unmittelbar in die Theologie führen. Gott hat, da war er sich sicher, zweierlei geschaffen: das Nichts und den Punkt. Der Punkt als extremes Gegenteil des unendlich Großen. Als geometrische Figur. Aus ihm fließe die Linie. Analog dazu das Viele, also die Zahlen. Sie lägen so nahe beieinander, dass kaum eine Grenze bestehe. Der Punkt als das geschaffene Eine, in dem die Entfaltung des Universums stattgefunden habe. Einmal das Nichts. Einmal die absolute Unendlichkeit. Ein Paradoxon, das Kues in seiner Radskizze im Pilgertraktat veranschaulicht hat.

Kommt einem bekannt und hochaktuell vor: der Punkt als die Quelle der Kraft. Für nichts anderes stehen heute Singularitäten wie Urknall und Schwarzes Loch.

Auch zum Thema blinde Wissensgläubigkeit gab Kues den Menschen etwas mit auf die Reise. So erzählt er in *Idiota de sapientia*, zu Deutsch: *Der Laie über die Weisheit*, von einem schlichten Mann, der auf dem Marktplatz einem gut situierten, geübten Redner entgegenhält:

»Du lässt dich von den Ansichten der Tradition führen wie ein Pferd, das zwar frei geboren, aber mit einem Halfter an eine Krippe gebunden ist, wo es nichts anderes frisst, als was ihm dargeboten wird.«

Es ist eben nicht immer alles so, wie es gemeinhin dargestellt scheint. Siehe Nikolaus Kopernikus. Er war Astronom,

Arzt und Domherr in Preußen. Bekanntlich hat er, als Folge eines Aktes aus Schauen und mystischer Erkenntnis, das heliozentrische Weltbild beschrieben, demzufolge die Erde als Planet die Sonne umkreist. Die Kirche stand deswegen nicht mit ihm auf Kriegsfuß.

Oder Galileo Galilei. Sein Leben und Wirken schloss unmittelbar an jenes Kopernikus' an. Bis heute wird mit unbeirrbarer Sturheit behauptet, Galilei wäre einzig und allein durch die Inquisition verfolgt worden, weil er ketzerische Ansichten verbreitete. Eine Legendenbildung, die ihn zum Säulenheiligen für das gestörte Verhältnis zwischen Wissenschaft und Religion gemacht hat. Einer historischen Prüfung hält das Bild nicht stand.

Galileo war in Wirklichkeit tiefreligiös. In erster Linie wurde er Opfer des eigenen Hochmuts. Er provozierte den Neid der Kollegen, teilte mit ihnen weder Forschungsergebnisse noch moderne Gerätschaft, zu der er Zugang hatte. Beispielsweise die Fernrohre, die er haufenweise aus Holland importierte und mit sattem Gewinn verkaufte.

So verweigerte er Johannes Kepler eines der begehrten Teleskope, verschickte sie aber zugleich an politische Größen in halb Europa, die damit kaum mehr anzufangen wussten als ein bisschen Sterneschauen. Kepler kam erst voran, als der Herzog von Bayern ihm seines lieh. Ein andermal teilte Galilei seine Kenntnisse Kepler als Buchstabenrätsel mit – im Wissen, er würde es nicht lösen können. So macht man sich Feinde. Galilei reklamierte den Ruhm vieler Entdeckungen für sich und posaunte sie hinaus, auch wenn sie überaltert waren.

Seine Egozentrik reichte so weit, dass er in sich überhaupt den Einzigen sah, der irgendetwas Neues entdeckte. Seinem Anhänger Orazio Grassi, Astronom, Mathematiker, Architekt und Jesuit, der unter dem Pseudonym Sarsi publizierte, schrieb er: »Sie können daran nichts ändern, Herr Sarsi, dass es mir alleine gegeben wurde, alle die neuen Phänomene am Himmel zu entdecken und niemandem sonst. Das ist die Wahrheit, die weder Böswilligkeit noch Neid unterdrücken kann.«

Die andere Wahrheit ist: Galileo hat sehr viel entdeckt, noch viel mehr aber nicht. Weder Trägheitsgesetz noch die Parallelogramme zu Kraft und Bewegung noch die Entdeckung der Sonnenflecken gehen auf seine Kappe. Den Beweis für Kopernikus' Weltbild erbrachte nicht er. Ebenso wenig erfand er Mikroskop, Teleskop, Pendeluhr und Thermometer. Auch die Fallbeschleunigung, die manchen als g = 9,81 m/s2 bekannt ist, ermittelte er nicht auf empirischem Weg. Die Gewichte, die er dafür vom Schiefen Turm von Pisa warf, fielen nur in der Fantasie seines Schülers und Biografen Vincenco Viviani. Die Genauigkeit damaliger Uhren hätte dafür nicht ansatzweise ausgereicht. Das Gedankenexperiment allerdings, Geschwindigkeit wachse beim Fall mit dem Quadrat der Zeit, machte er sehr wohl.

Sogar sein berühmtester Ausspruch, den man ihm bis heute zuschreibt, stammt nicht von ihm. Den er im Trotz gemurmelt haben soll, als das Gericht der römischen Inquisition ihn in der Kirche *Santa Maria sopra Minerva* in Rom zum Abschwören der Lehre zwang, die Erde drehe sich um die eigene Achse. Diese Worte: »Und sie bewegt sich doch!« Nicht ein schriftlicher Beleg existiert dafür. Der Satz wurde ihm vielmehr in den Mund gelegt, postum in der Zeit der Aufklärung.

Nichtsdestotrotz waren Galileis Leistungen enorm. Weil er die moderne Wissenschaft der Dynamik begründete, die Jupitermonde entdeckte, den Nachweis des Gewichts der Luft führte und vieles mehr. Alles war der handwerklich hochbegabte Universalgelehrte aus Arcetri bei Florenz in einem: Bahnbrecher. Märtyrer. Zerrissener Held. Opfer des Dogmas, Glaube und Forschung würden einander ausschließen, war er nicht.

Die Wahrheit liegt wie so oft in der Mitte, wie auch in einer kontroversen Abhandlung über Galilei zu lesen ist: »... in theologischen Werken erscheint er als ein Störenfried, während die rationalistische Mythographie ihn als Jungfrau von Orleans der Naturwissenschaften oder als St. Georg hinstellt, der den Drachen der Inquisition erschlug.« Dazu wurde er von jenen Akteuren gemacht, deren Anliegen es ist, Wissenschaft und Glauben als unvereinbar darzustellen. Dafür verwendeten sie Testimonials wie eben Galilei.

Weder schmachtete Galilei jahrelang im Verlies, noch wurde er gefoltert. Nicht Bibelkritik oder Gotteslästerung trugen ihm neun Jahre Hausarrest (auf seinem Landsitz in Arcetri) ein, sondern die Stimmungsmache aus Kollegenkreisen und sein Ungehorsam gegenüber einem Erlass von Papst Urban VII.

Eine andere Größe der Forschung, Gregor Mendel, kannte und lebte den Widerspruch von Wissenschaft und Religion ebenso wenig. Mendel war mährisch-österreichischer Augustiner-Chorherr und Abt in Brünn. Er hat die Vererbungslehre begründet, den Vorläufer der Genetik.

Selbst der Brite Charles Darwin mag bei genauem Hinsehen nicht so recht ins Schema passen. Darwin, ein Pastorensohn, der neben Medizin Theologie studierte, war sein Leben lang ein Suchender. Auch nach Verfassen seines monumentalen Werkes *Über die Entstehung der Arten*. Mit der Absolutheit seiner Theorie hat er mehr gehadert als seine Jünger, die Neo-Darwinisten. Heute, 160 Jahre danach, wissen wir, dass Darwins intuitive, innerste Unruhe gute Gründe hatte. Die Evolution ist nicht Abbild eines einzigen, grenzenlosen Zufalls. Sie verfolgt ein konkretes Ziel. Weil sie mitnichten bloß dient, dem Recht des Stärkeren zum Durchbruch zu verhelfen. Auch wenn es für uns oft danach aussehen mag. Besonders im Alltag. Tatsache ist: Das Bild des *Survival of the Fittest* bröckelt.

Vor allem die *Mutation per Random*. Denn man kann das Leben nicht allein durchs Nadelöhr der Zufälligkeiten erklären. In der Fachwelt ist eine hitzige Diskussion darüber entbrannt. Dabei dachte man, dieses Thema wäre lückenlos beforscht.

Wären da bloß nicht diese neuen Erkenntnisse der Epigenetik. Die Lehre, die sich mit dem Einfluss der Umwelt auf die Gene beschäftigt. Dieses Wissen ist bahnbrechend und doch erst ein Anfang.

Schriftverkehr mit Sir Karl Popper

Vor mehr als 25 Jahren wurde mir die Ehre zuteil, mich darüber in einem Briefwechsel mit einem der bedeutendsten Denker des 20. Jahrhunderts auszutauschen: Sir Karl Popper, österreichisch-britischer Philosoph und Begründer des kritischen Rationalismus. Einer Denkschule, die für die Lebenseinstellung steht, die – um es in Poppers Worten zu sagen – »zugibt, dass ich mich irren kann, dass du recht haben kannst und dass wir zusammen der Wahrheit vielleicht auf die Spur kommen werden.«

Den Begriff *Epigenetik* gab es damals, 1992, schon. In Wahrheit war er ein Schreckgespenst der Fachwelt. Ich schilderte Sir Karl Popper meine Thesen. Was Evolution und Zufall betrifft. Und was die mehrheitlichen Gen-Abschnitte unserer DNA anbelangt, die nach vorherrschender Meinung nutzlose Teile des Erbgutes darstellten. Junk-DNA also. Ein totes Anhängsel, das keiner braucht und sich trotzdem im Körper herumtreibt.

Könnte es womöglich eine Art Reserve sein? Aus der sich das Genom, vergleichbar der offenen Gesellschaft, weiterentwickeln und stets anpassen kann? Ein Back-up, das die Natur sich in der Hinterhand hält, um gerüstet zu sein? Für den Fall der Fälle. Eine Reserve für jene Situation, wenn das Abtasten der Umwelt durch das Genom ergibt, dass genau jetzt der richtige Zeitpunkt wäre, etwas zu ändern. Eine neue Richtung einzuschlagen. Weil die Umstände es verlangen, die es dem Genom über das Epigenom melden. Damit und mit weiteren Thesen konfrontierte ich Sir Karl Popper. Er teilte meine Ansichten nicht nur, er bestärkte mich darin, diesem Pfad unbeirrt zu folgen.

Was die Epigenetik betrifft, hat dieser bloße Anfangsverdacht heute, mehr als ein Vierteljahrhundert später, längst seinen Siegeszug angetreten. Schritt für Schritt bestätigt er sich. Und Schritt für Schritt kommt er auch in den Köpfen der Wissenschaft an. Mittlerweile besteht kein Zweifel mehr am enormen Einfluss, den anderes Leben und Wirken auf unser Erbgut ausübt. Die Umwelt. Der eigene Lebenswandel. Der Lebenswandel unserer Vorfahren. Alles hängt zusammen, fantastisch holistisch.

Das Verhältnis zwischen Forschung und Glaube kann sich auch wieder bessern. Das haben zwei große Namen vorgezeigt. Albert Einstein und Max Planck.

Planck, einer der Väter der Quantenphysik. Auf ihn geht nicht nur eine Reihe von Begriffen zurück, denen wir im ersten Teil bei unserer Reise zum Urknall begegnen werden, weil sie alle – räumlich, zeitlich, die Größe betreffend – sich rund um die Stunde null tummeln. Planck war ein Mann, der über sich einmal im Rahmen einer seiner beliebten Vortragsreihen sagte: »Meine Herren, als Physiker, der sein ganzes Leben der nüchternen Wissenschaft, der Erforschung der Materie widmete, bin ich sicher vom Verdacht frei, für einen Schwarmgeist gehalten zu werden.«

Und doch fuhr er in seiner Ansprache 1944, ein Vierteljahrhundert nach Erhalt des Nobelpreises, mit diesen Worten fort:

»Und so sage ich nach meinen Erforschungen des Atoms dieses: Es gibt keine Materie an sich. Alle Materie entsteht und besteht nur durch eine Kraft, welche die Atomteilchen in Schwingung bringt und sie zum winzigsten Sonnensystem des Alls zusammenhält. Da es im ganzen Weltall aber weder eine intelligente Kraft noch eine ewige Kraft gibt – es ist der Menschheit nicht gelungen, das heißersehnte Perpetuum mobile zu erfinden –, so müssen wir hinter dieser Kraft einen bewussten intelligenten Geist annehmen. Dieser Geist ist der Urgrund aller Materie. Nicht die sichtbare, aber vergängliche Materie ist das Reale, Wahre, Wirkliche – denn die Materie bestünde ohne den Geist überhaupt nicht –, sondern der unsichtbare, unsterbliche Geist ist das Wahre. Da es aber Geist an sich ebenfalls nicht geben kann, sondern jeder Geist einem Wesen zugehört, müssen wir zwingend Geistwesen annehmen. Da aber auch Geistwesen nicht aus sich selber sein können, sondern geschaffen werden müssen, so scheue ich mich nicht, diesen geheimnisvollen Schöpfer ebenso zu benennen, wie ihn alle Kulturvölker der Erde früherer Jahrtausende genannt haben: Gott! Damit kommt der Physiker, der sich mit der Materie zu befassen hat, vom Reich des Stoffes in das Reich des Geistes. Und damit ist unsere Aufgabe zu Ende, und wir müssen unser Forschen weitergeben in die Hände der Philosophie.«

In puncto Denkmauern durchbrechen war auch Albert Einstein jemand, der mit der Abrissbirne durch die Gesellschaft donnerte. Er brachte so manches Wissensgebäude zum Einsturz. Allein dadurch, dass er seine zwei Relativitätstheorien auf die Menschheit losließ und das Denken bis heute prägte. Als Einstein 1955 in Princeton, USA, starb, überschlugen sich die Nachrufe auf ihn in Superlativen – *Kopernikus des*

20. Jahrhunderts. Bedeutendster schöpferischer Denker der Moderne. Magier der modernen Physik. Immerhin hatte er das Weltkonzept von Raum, Zeit und Masse torpediert.

Durch sein E = mc2 erkannte er, dass Energie und Masse in einem Zusammenhang stehen. Einstein erklärte das Phänomen, warum elektromagnetische Wellen mitunter als Teilchen der Materie auftreten. Warum radioaktive Substanzen über Jahrmillionen energiegeladene Strahlung aussenden. Warum Sterne wie die Sonne Licht und Wärme über Jahrmilliarden spenden können. Auch beschrieb er exakt das Verhalten Schwarzer Löcher.

Einstein selbst schrieb seine Leistung zwei Dingen zu: Vorstellungskraft und Fantasie. Sie seien wichtiger als jedes Wissen. Nur durch sie könnten menschliche Wesen »Göttern ähneln und zu den Sternen sprechen«.

Solche Aussagen zeigten sein Kokettieren mit dem Transzendenten. Ausgerechnet ihm, diesem fleischlichen Sinnbild rationaler Wissenschaft, wollte man das nicht nachsehen. Einer wie er durfte den Blick nicht hinüberwerfen. Und doch: »Gott würfelt nicht.«

In einem Brief schrieb er: »Was ich in der Natur erblicke, ist eine großartige Struktur, die wir nur bruchstückhaft verstehen können. Diese Struktur muss jedem denkenden Menschen ein Gefühl von Bescheidenheit vermitteln, ein authentisches religiöses Gefühl, das mit Mystizismus nichts zu tun hat.«

Einsteins Weltenbaumeister war ein universeller kosmischer Geist. Nicht mehr und auch nicht weniger. »Gott kümmert sich nicht um unsere mathematischen Schwierigkeiten. Er integriert empirisch.«

Ludwig Feuerbach, deutscher Philosoph und Anthropologe, hat die Religion im 19. Jahrhundert vehement kritisiert. Sein Argument: Die Menschen machen sich ihren Gott selber. Als Stütze gegen den unvermeidlichen Tod. Ist das so? Ist Religion nichts anderes als Angst im Sonntagskleid der Hoffnung?

Die Antwort der religiös Gestimmten besteht darin, dass nicht wir Ihn, sondern Er uns geschaffen hat. Nach Seinem Abbild. Dadurch tragen wir den Gedanken an diesen Abbildgeber in uns. Wir erfinden Gott nicht, wir sind von Ihm geprägt. Der Gedanke an Transzendentes ist keine Lebensversicherung für Illusionen. Denn wir wurden von dem Transzendenten geprägt.

Das ist die Epigenetik des Glaubens.

Die Prägung für oder gegen Gott.

Außerdem gibt es den theologischen Ansatz, dass das Subjektive in die Offenbarung miteinbezogen werden muss. Denn die Wissenszuwächse der Jetztzeit zwingen zu einer neuen Formulierung religiöser Inhalte. Dabei beginnt das Christentum, sein sogenanntes inkarnatorisches Prinzip zu aktivieren. Die Anpassung an Fleisch und Zeit. Glaube 4.0. Modernisiert als Wahrnehmung einer Spiritualität.

So wird ein Gedanke des Philosophen Peter Sloterdijks weiterentwickelt, der schon meinte: »Durch die Wendung zum Subjekt entpassifiziert sich die Offenbarung – die Ära der bloß empfangenen Offenbarung ist zu Ende. Offenbarung kommt nicht als Verlautbarung eines transzendentalen Absenders, sondern auch als Offenheit gegenüber der Welt.«

Es geht nicht um eine gleißende Erscheinung oder einen alten Mann mit langem weißen Bart, der aus den Wolken heraus auftaucht und »Seid gegrüßt, Erdlinge« sagt. Sondern um das Gefühl eines jeden Einzelnen von uns.

Ebendiese Ergriffenheit, die das Gemüt in Schwingung versetzt.

Eine leise Zufriedenheit, die einem sagt: Alles wird gut, glaub mir, es wird gut. Ein inneres Lächeln. Skepsis ist erlaubt, freilich. Immerhin ist da noch die Neugier, die in uns brennt. Und am Ende stehen da die drei größten Fragen der Menschheit.

Woher kommen wir?

Was sind wir?

Wohin gehen wir?

Zeit für drei Antworten, vorab in aller Kürze.

Erstens: Die Hardware unserer Existenz war ab dem Urknall da.

Zweitens: Wir sind Abbild des Weltenbaumeisters.

Drittens: Uns erwartet die Verschränkung. Der Schöpfer und das Geschöpf – beide kommen zusammen, wenn wir es wollen.

Und das schauen wir uns jetzt einmal im Detail an. Wir reisen zurück in die Ewigkeit. Bis ganz zum Anfang. Dem Anbeginn des Universums. Dort macht es –

BUUUUUMMMMM!

Woher wir kommen

Bevor wir einsteigen und in die Ewigkeit abheben, müssen wir packen. Und zwar ein paar Gedanken. Die kommen ins Handgepäck, manche sind ein bisschen schwerer. Aber die brauchen wir auf der Reise. Dringender als Bikini und Badehose. Die Gedanken helfen, zu verstehen.

Es ist alles eine Frage der Geisteshaltung. Megalopsychos gegen Anthropologos.

Das klingt wie ein Actiongame für eine Spielekonsole, bezeichnet aber vielmehr die Gesinnung im Ganzen. Aristoteles stellte fest: Der großgesinnte Mensch, *megalopsycho* auf Griechisch, steht im Gegensatz zum *anthropologo*, dem, der alles nur aus menschlicher Sicht sieht. Die 50, 70 oder vielleicht 100 Jahre, die sie oder er auf diesem Planeten lebt.

Anthropologos genügt diese Zeit auf der Erde, mehr ist nicht drin in der Schöpfung. Sie beginnt bei der Geburt und endet mit dem letzten Atemzug. Dann wird alles schwarz, und die anderen sollen sich drum kümmern, wie es weitergeht.

Megalopsychos sehen das Dasein in größeren Dimensionen. Sie dehnen ihr Verständnis über die wenigen Jahrzehnte, die man als Mensch durch die Welt spaziert, großzügig aus und leben im Angesicht des gesamten Universums. Ihre Schöpfung beginnt nicht bei der Geburt, sondern zu Beginn des Universums und endet nicht mit dem letzten Atemzug. Denn dann wird alles weiß. Ihr Geist erreicht die Ewigkeit.

Weites Gesichtsfeld oder Tunnelblick.

Aristoteles hat den Sinn dahinter schon schriftlich dargelegt, in der *Nikomachischen Ethik*. Das Werk ist ein Leitfaden, wie man ein guter Mensch wird, ein Lifeguide zur Freude. Glückseligkeit erlange man durch drei Dinge. Äußerliche, körperliche und seelische Güter. Äußere Güter sind vom Zufall abhängig. Herkunft, Reichtum, Freundschaft, Geld, kurzum: ein gut aufgelegtes Schicksal. Gesundheit, Schönheit und Stärke sind körperliche Güter, die man teilweise beeinflussen kann, durch Sport und Ernährung. Seelische Güter können nur wirklich gute Menschen erlangen. Alles zusammen ergibt hundert Punkte auf der Skala der Glückseligkeit.

Heute würde man sagen: Gute Gene, Spiritualität und ideale Work-Life-Balance, dann hast du es geschafft.

Megalopsychos begreifen den Kosmos umfassend und als Konzept, das nicht zufällig da ist, weil es Buuummm gemacht hat, sondern weil jemand oder etwas das verursacht hat.

Das Kafka-Universum

Unsere Software, das Leben hier, ist im Vergleich zum Alter des Kosmos ein Wimpernschlag. Der Astrophysiker Peter Kafka – er arbeitete mehr als drei Jahrzehnte am Max-Planck-Institut in München und starb im Jahr 2000 – lieferte einen interessanten Vergleich. Er legte die 13,82 Milliarden Lebensjahre des Universums auf ein Kalenderjahr um. Das heißt, er hat die Ewigkeit auf 365 Tage heruntergebrochen. Vom Urknall bis zu uns heute. Ein Jahr. Und dabei hat er die Relativität der irdischen Existenz illustriert. Obwohl sie vom Anfang des Universums mitprogrammiert war.

Kafkas Rechnung zufolge begannen die Menschenaffen von den Bäumen zu steigen, aufrecht zu gehen und die Hände zu gebrauchen, als die Uhr vier Stunden vor Mitternacht anzeigte. Und zwar am 31. Dezember, dem letzten Tag in diesem gedachten Jahr des Universums.

Bis die langwierige Entwicklungsprozedur von Australopithecus und Homo erectus und Homo habilis hin zum modernen Homo sapiens abgeschlossen war, verging abermals ziemlich viel der kaum noch verbliebenen Zeit. Die Zeiger standen nun auf sechs Minuten vor zwölf.

Eine Minute und zehn Sekunden vor Korkenknallen, Sektglasgeklirre und ersten Walzerklängen im Radio starben die Neandertaler aus. Fünfzehn Sekunden vor Mitternacht entwickelten sich die Weltreligionen. 4,6 Sekunden vor Null schlugen die Römer Jesus Christus ans Kreuz. Und heute: Ein großzügig mit hundert Jahren bemessenes Menschenleben setzt exakt 0,23 Sekunden vor Ende des gedachten Universum-Jahres ein.

0,23 Sekunden für eine gefühlt ewige Spanne Leben. Das entspricht einem Wimpernschlag, wenn man müde ist. 0,23 Sekunden im Jahr des Universums, und das war's?

Das ist der Unterschied zwischen Anthropologos und Megalopsychos. In größeren Dimensionen zu denken.

Die Vorstellung einer zentralen Idee, einer fundamentalen Information oder Intelligenz ist unsere Ausgangsbasis. Egal, wie wir diese Idee oder Intelligenz bezeichnen. Sagen wir Weltenbaumeister. Die Theorie eines intelligenten Designs – das hat nichts mit den Kreationisten zu tun – ist genauso legitim wie die Vorstellung einer chaotischen Zufallsentwicklung. Das war, wie wir wissen, nicht immer so. Erst als die Naturwissenschaften ihre Erfolge feierten, griff die Verunglimpfung um sich. Gefolgt von der prinzipiellen Ablehnung dieser Auch-Möglichkeit. Das hat mit dem Begriff *Ewigkeit* zu tun.

Lange Zeit hielt die Naturwissenschaft die Existenz des Universums für ewig. Daran gab es nichts zu rütteln. Das hatte den Vorteil, dass man die Frage eines Weltenbaumeisters an der Oberfläche recht schlüssig vom Tisch wischen konnte: Universum? War immer. Ist immer. Ist also ewig. Und was ewig besteht, hat keinen Vorläufer. Keinen Urheber. Keinen Planer. Keinen Designer. Ende des Gedankens.

Dann, 1931, kam Georges Lemaître, belgischer Physiker und nebenbei Jesuit, mit seiner Urknall-Theorie. Sie sprach von einem Anfangszustand des Kosmos bei Raumzeit und Materie. Natürlich wurde der Vater des Big Bang zu Beginn verspottet. Dennoch setzte er sich durch, und plötzlich war das Universum alles, nur nicht ewig. Auf einmal hatte es einen sehr konkreten Anfang, der sich mit mathematischer Finesse zurückberechnen und in eine Zahl gießen ließ. 13,82 Milliarden Jahre vor unserer Zeit. Ein Produkt puren Zufalls obendrein – wenngleich es bis heute keinen Beweis dafür gibt. Also wieder kein Weltenbaumeister. Diesmal nicht, weil ewig, sondern diesmal nicht, weil nicht ewig und zufällig. Unser Dasein als Ergebnis einer sogenannten Singularität. Allerdings wären in dieser Singularität ebenfalls die Bausteine unserer Existenz enthalten.

In der Mathematik ist mit einer Singularität der einzelne, also singuläre Punkt einer Kurve gemeint. Der Internetriese Google meint damit die Entwicklung einer Superintelligenz, indem wir uns noch mehr als bisher, also komplett, dem Gebrauch der stets neuesten Technologien verschreiben. Das soll der Hightech-Schlüssel zur – wenigstens digitalen – Unsterblichkeit von uns Menschen sein, den wir in geschätzt dreißig Jahren in Händen halten dürfen. Mit ebenso offenem wie zweifelhaftem Ausgang.

Die Singularität, von der wir hier sprechen, ist die der Physik: jenes Phänomen, bei dem Raum und Zeit verschwinden und alle Materie so gut wie unendlich verdichtet wird. Zu einem einzigen, unfassbar kleinen Punkt. In Form von Information und purer Energie. Der Urknall. Das gültige Standardmodell vom Anfang von allem.

Die Begriffe Standard und Modell sagen schon einiges aus. Sie suggerieren: Der Umgang damit hilft, ein Knäuel voller Fragen zu entwirren und viele zu beantworten. Das Modell hat sich in vielerlei Hinsicht theoretisch bewährt. Daher ist die Wahrscheinlichkeit, dass es sich über weite Strecken so und nicht anders verhält, hoch. Sehr hoch. Hundertprozentig wissen wir es nicht. Was das Standardmodell vom Urknall nicht liefert, ist das Warum. Das Wohin. Das Wodurch. Oder durch wen.

»Am Anfang war die Information«, sagte Quantenphysiker Anton Zeilinger im Interview mit der *Wiener Zeitung* und meinte, man müsse das Johannesevangelium in diese Richtung umschreiben. Zeilinger ist weit entfernt vom kreuzbraven Kirchgänger. Er ist Naturwissenschaftler. Und trotzdem Vertreter einer akademischen Minderheit, die den Grenzen der Wissenschaft sehr offen gegenübersteht. International berühmt geworden durch die erfolgreiche Teleportation von Teilchen, schwebt Zeilinger nicht wie andere ausnahmslos in der eigenen Wissens- und Meinungsblase. In der Echokammer der Forschung. Zeilinger hat in seinem Team seit Jahren auch einen Philosophen.

»Die Philosophen haben sehr viel dazu beigetragen, Grundlegendes zu klären. Zum Beispiel die Frage: Was ist der Messprozess? Ich teile ja nicht diesen Hochmut gegenüber den Geisteswissenschaften, der derzeit Mode ist. Die Geisteswissenschaften gehören zur Software der Gesellschaft.«

Schneller als das Licht

Megalopsychos können Hürden überwinden und Denkmauern mit dem Meißel der Zuversicht pulverisieren. Auf der Reise in die Ewigkeit, die wir gemeinsam unternehmen, kommen wir an einer Mauer an. Der des Lichts. Licht ist nicht nur eine physikalische Größe, sondern ein philosophischer Begriff. Eine transzendentale Größe. Ein Welthorizont. Wir durchbrechen also die erste Mauer, das Licht.

Wir kennen das Licht mit seiner Geschwindigkeit von 300.000 Kilometern pro Sekunde als sogenannte Naturkonstante. Eine unabänderliche Größe. Was bedeutet: Jagen wir mit Hightech ein Lichtteilchen auf das andere los, verhält es sich nicht wie bei einem Frontalcrash zweier Autos, wo sich die Geschwindigkeiten beider addieren. Beim Licht lautet die Formel: Ein Licht + ein Licht = immer noch ein Licht.

Auch darum ist Licht als Größe fundamental. Mehr als Licht geht nicht.

Forscher finden, diese Absolutheit des Lichts würde uns sogar beschützen. Vor einer jenseitigen Welt, die zunächst mit

Gott nichts zu tun hat, in der aber die Gesetze des Universums nicht mehr gelten. So ähnlich wie die Heisenbergsche Unschärfe im Bereich des winzig Kleinen. In der Welt der Quanten. Heisenbergs Unschärferelation besagt nichts anderes, als dass wir von einem Teilchen zwei komplementäre Eigenschaften nicht gleichzeitig beliebig genau bestimmen können.

Angenommen, Sie tragen eine Augenbinde und stehen am Billardtisch, auf dem nur eine Kugel liegt. Sie stoßen sie weg. Sie können die Bahn nicht sehen, nur erahnen. Es gelingt Ihnen, die Kugel mit der Hand zu erwischen. In dem Augenblick wissen Sie zwar, wo die Kugel ist, aber nicht, wie schnell sie war. Beides zugleich geht nicht. Durch das Anhalten wird das Messen der Geschwindigkeit vereitelt. Und umgekehrt. Entweder genauer Ort oder genaue Geschwindigkeit. Quanten sind freche Dinger. Renitent und subversiv. Die lassen sich nicht gerne einordnen.

Über Unschärfen in unfassbar kleinen Dimensionen, die womöglich aufgerollt und ziemlich vage sind, nicht näher nachdenken zu müssen, kann ein wirkungsvoller Schutz vor kausalen Unverständlichkeiten sein. Aber die Lichtgeschwindigkeit als Retter? Was ist damit gemeint? Wie schafft das eine Mauer, die wir so gerne überwinden möchten?

Von wegen: Licht ist absolut. Wir überlegen, in die Welt des überschnellen Lichts einzutauchen. Dorthin, wo Gene Roddenberry schon in den Sechzigerjahren das Raumschiff Enterprise geschickt hat. Für Kirk, Spock und den Rest der Crew war's nur ein Kommando. Energie!

Wie ist das jetzt für uns, gibt es Überlichtgeschwindigkeit, oder ist sie Fantasie?

Glasklare Antwort des Physikers: »Natürlich gibt es die.«

Wo denn? Draußen im Weltall? Oder sogar hier? Bei uns auf der Erde?

»Ja, auch hier auf der Erde.«

Wie denn? Was denn?

Da gebe es mehrere Möglichkeiten.

Variante A:

Sie schauen in den Spiegel und erkennen: Ein Haarschnitt wäre dringend nötig. Also gehen Sie zum Friseur. Weil Sie wissen: Dort herrschen tagtäglich Geschwindigkeiten vor, die weit jenseits der 300.000 Kilometer pro Sekunde liegen, die das Licht schafft. Das Haupt frisch gewaschen, sitzen Sie im Sessel, und der Friseur, die Friseurin hält die gut geschliffene Schere hoch, lässt sie wie zum Startsignal einmal kräftig auf- und zuschnappen.

Und genau da geschieht es: Schnappt die Schere mit Schwung zu, wird sich der innerste Punkt zwischen den eben noch weit klaffenden Scherenblättern nach oben zu den Spitzen bewegen. Mit Überlichtgeschwindigkeit.

Die Krux an der Sache: Auf seinem Flug zu den Spitzen der Scherenblätter befördert der Punkt keinerlei Information. Daher ist er als physikalische Größe irrelevant. Weil wir bei Lichtgeschwindigkeit immer nur von jener Geschwindigkeit sprechen, mit der sich Information transportieren lässt. Und zwar im Vakuum. Bewegt Licht sich in anderen Medien, ist es in der Regel langsamer. Wie im Wasser.

Okay. Zweiter Versuch.

Variante B:
Wir gehen in die Offensive, machen selbst einen Vorschlag. Wir prahlen ein bisschen und werfen ein Wort in die Runde: Tunneleffekt.

Der Physiker nickt erst erstaunt.

Jetzt sind wir, ohne es zu wollen, mittendrin in der Quantenphysik. Irgendwo haben wir schon gehört, dass dieser Tunneleffekt sowas wie ein Spaltpilz innerhalb der Physik sein soll. Weil er nämlich der klassischen Physik eine physikalische Unmöglichkeit entgegenhält. Und doch real ist.

Die schlichte Annahme: Wir wollen einen Ball über einen Berg rollen. Dafür brauchen wir eine bestimmte Menge kinetischer Energie. Die nötige Kraft, damit er den Weg hinauf schafft. Haben wir zu wenig, wird es nicht klappen. Der Ball rollt zurück.

Die Quantenmechanik geht anders an die Sache heran. Sie spielt mit eigenen Regeln. Die besagen: Nix ist fix, alles eine Frage der Wahrscheinlichkeit. Das heißt nicht, dass Anarchie und Nonsens herrschen. Es ist bloß eine Welt, die sich der uns vertrauten entzieht. Eine Welt, die nicht den Umweg oben drüber in Erwägung zieht. Sondern den direkten. Indem A (der Ball) durch B (den Berg) hindurchmarschiert. Einfach so. Obwohl A und B gleichgepolt wie gleichnamige Magnete sind und einander vehement abstoßen, weil es sich – in diesem Fall – um die positiv geladenen Teilchen zweier Atomkerne handelt. Zwei Protonen.

Mit herkömmlicher Physik ist der Effekt nicht erklärbar. Trotzdem vollzieht er sich täglich ungezählte Male. Er sorgt dafür, dass unsere Sonne so arbeitet, wie sie arbeitet. Dass sie

Kernfusion betreibt, demnach Wasserstoff zu Helium fusioniert und jene Unmengen von Energie erzeugt und auf die achtminütige Lichtreise zur Erde schickt, die ein Leben hier überhaupt erst ermöglicht.

Das ist der Tunneleffekt. Das Überwinden der enormen Gegenkräfte zweier gleich geladener Teilchen, indem das eine das andere durchstößt. Mit dem Kopf durch die Wand quasi. Wobei am anderen Ende des Tunnels nicht hinausdarf, was am einen Ende hineinwollte. Dazwischen geschieht Entscheidendes. Eine Metamorphose. Und: Der Tunneleffekt stellt ein Phänomen dar, das wir allein aus dem Mikrokosmos kennen. Vom Kleinsten vom Allerkleinsten.

Wir heben die Sache in unsere Vorstellungswelt empor: Angenommen, ein Mensch könnte die Barriere durchdringen. Zwei Kammern, getrennt durch eine endlos hohe Mauer. Oben drüber? Nur mit enormem Energieaufwand. Eigentlich gar nicht. Weshalb die klassische Physik sagt: Umkehren. Die Quantenphysik sagt: Geh bitte. Rein ins Vergnügen. Mittendurch.

In diesem Fall müsste das Superman sein. Ein Mensch mit Überkräften. Er folgt den Wahrscheinlichkeiten der Quantenphysik, und das Erstaunliche: Der extrem kurze Moment des Durchstoßens der Mauer vollzieht sich tatsächlich – mit Überlichtgeschwindigkeit.

Jetzt das große Aber: die Metamorphose. Was jenseits der Mauer rauskommt, hat mit der Ur-Information Superman nicht mehr das Geringste zu tun. Anstelle eines ganzen Superhelden sehen wir ein zur Unkenntlichkeit verformtes Männlein. Ein Fragment mit rotem Cape. Die Gesamt-Information von zuvor, die Clark Kent geheißen hat, ist futsch.

Mikro- und makrokosmische Gesetze würden eine solche Reise möglich machen. Doch unser Kosmos verbietet sie uns. Sie existieren, sind aber für uns nicht zugänglich. Wie können wir uns dann anmaßen, auf den Stufen dieses Mesokosmos zu sitzen und üben den Weltenbaumeister urteilen zu wollen?

So oder so: Mit dieser Art von Überlichtgeschwindigkeit kommt der normale Mensch nicht ans Ziel. Weil sie nichts vollständig von A nach B transportiert. Was tun?

Variante C:
Vorschlag des Physikers: Wir könnten eine Cäsium-Reise unternehmen. Dieses Cäsium, das schwerste uns bekannte, stabile Alkalimetall, hat eine faszinierende Eigenschaft. Sein sogenannter Brechungsindex ist kleiner als 1. Zu Deutsch: Eine elektromagnetische Welle, nichts anderes ist Licht, kann sich darin schneller bewegen als im Vakuum. Das Licht könnte sich sozusagen selbst überholen.

Bevor wir uns weiteren Illusionen hingeben: Das klappt auch nicht. Wir müssten nicht nur unsere gesamte Flugstrecke mit dem sehr seltenen Cäsium auskleiden (weil wir es als Transportmedium benötigen, uns in ihm fortbewegen wollen), wir stünden obendrein vor anderen übermächtigen Mauern. Da wäre der Antrieb. Der Energiebedarf, um Masse nur annähernd auf Lichtgeschwindigkeit hochzujagen, ist enorm. Außerdem gewinnt Masse mit zunehmendem Tempo an Gewicht. Wir benötigen also, je schneller wir werden, überproportional mehr Energie. Und dann wäre da noch die Gammastrahlung, auf die wir irgendwann träfen. Sie würde beginnen, uns zu zersetzen. Auch nicht fein. Außer wir hätten, wie der Physiker Harald Lesch einmal gemeint hat, einen wuchtigen Stirnknochen, an dem die Strahlung abprallt, wenn wir uns mit annähernd Lichtgeschwindigkeit fortbewegen und zum Fenster rausschauen, um zu sehen, wie Raum und Zeit sich immer mehr verbiegen. Mit diesem Knochenschild sähen wir allerdings aus wie Klingonen.

Also: Auf physikalischem Weg ist die Aufgabe nach derzeitiger Erkenntnis und in diesem Universum nicht zu lösen. Hm. Wieder: theoretisch möglich, aber für uns nicht.

Variante D:
Eine Lichtgeschwindigkeitsreise ginge mit Antimaterie als Treibstoff. Die müssten wir vorher erzeugen und mitnehmen. Allerdings ist Materie, die aus Antiteilchen besteht, nur ein extrem aufwendiges Experimentalprodukt der Forschung. Wir wissen: Antimaterie soll weder Neutron noch Proton noch Elektron haben. Und sonst? Nichts. Nur, dass sie ein fixer Bestandteil im Welterklärungsmodell der Physik ist, die Natur kennt sie trotzdem nicht. 1995 wies eine Arbeitsgruppe in der Kernforschungseinrichtung CERN erstmals Antiwasserstoff-Atome nach. Beim Raumschiff Enterprise diente eine Materie-Antimaterie-Reaktion als Energiequelle für den Warp-Antrieb. Wir haben so was Flottes leider noch nicht. Scotty, zurück zum Start.

Variante E:
Wir selbst ziehen alle Register. Wir haben als Ultima Ratio die Lösung parat. Ein Medium, mit dem es doch klappt. Dieses Medium war immer schon Vorreiter großer Errungenschaf-

ten und wird es auch immer sein, solange es uns gibt. Die menschliche Vorstellungskraft. Aber nützt es uns hier etwas? Das Überschreiten der Lichtgeschwindigkeit würde unsere Welt ins Chaos stürzen. Selbst bei bloßem Erreichen dieser Schwelle wäre nichts, wie es ist. Ein Gedanke – in der nüchternen Sprache der Biochemie nichts weiter als unsichtbarer, elektrischer Strom – hätte keine Zeit, sich zu entfalten. Es gäbe nichts, worauf er hinsteuern würde. Nichts, worauf er Bezug nehmen könnte. Weil er ja schon da ist. Von jetzt auf gleich sozusagen.

Überhaupt könnte nichts von A nach B gelangen. Blut und Sauerstoff fänden nicht zueinander, um die Zellen mit ihrem Gemisch zu speisen, den Stoffwechsel in Gang zu setzen und Energie zu erzeugen. Der Austausch von Sauerstoff gegen Kohlendioxid in der Lunge – zum Vergessen. Alles wäre auf eine seltsame Weise verwoben. Alles zugleich da. Und zugleich nicht. Es fehlte an Abläufen, an lebensnotwendiger Kausalität, an dem einen, das ein anderes bedingt oder zeitigt. Für ein geordnetes Dasein keine erquickliche Basis. Und die philosophischen Momente, in denen wir nach dem Woher und Wohin fragen, hätten sich auch erübrigt. Da wäre schon alles geklärt. Eigentlich müsste uns die spekulative Physik bescheiden machen. Immerhin zeigt sie uns, wie beschränkt wir in diesem Mesokosmos leben. Der Mensch neigt aber dazu, sich unheimlich in Szene zu setzen und wichtig zu machen.

Aber. Genau das führt uns zu einem neuen Gedanken.

Einem Umstand, der alles erklären kann.

Konkret: Die Hardware unserer Existenz war ab dem Urknall vorhanden – ein Faktum, auch wenn wir nicht in die

Welt des überschnellen Lichts eintauchen und so tatsächlich in der Zeit zurückfahren können.

Alles war von Anfang an da. Wir sind heute nur die Software, die diese Hardware steuert. Die Essenz liegt in etwas Vergleichbarem wie der Ewigkeit.

Und wir werden sehen: Diese Hardware hat viel erlebt.

Und wir tragen ihre Geschichte in uns. Die Biografie des Universums ist auch die Geschichte von uns. Die Reise zu den Ursprüngen, aber auch zum Ende hat schon Literaturnobelpreisträger Gabriel Garcia Márquez in seinem wunderbaren Werk Hundert Jahre Einsamkeit thematisiert. Er ließ sie seinen Helden Aureliano Babilonia beim Auffinden der Pergamente des Zigeuners Melchiades zurücklegen.

> *»Es war die von Melchiades hundert Jahre vorausgesehene, bis in die belanglosesten Einzelheiten abgefasste Geschichte seines Geschlechtes; in Sanskrit, seiner Muttersprache, hatte er sie niedergeschrieben und die gleichen Verse mit dem Privatschlüssel des Kaiser Augustus, die ungleichen mit dem lazedämonischen Militärschlüssel chiffriert. Gefesselt von dem Fund, las Aureliano mit lauter Stimme, ohne eine Zeile zu überspringen, die gesungenen Enzykliken, die Melchiades persönlich vorgetragen hatte und die in Wirklichkeit die Voraussagen für das Weitere waren. In der Ungeduld, seinen eigenen Ursprung endlich kennenzulernen, machte Aureliano einen Sprung, als der Wind aufkam, mild, tastend, vom Geflüster uralter Geranien, den er allerdings nicht wahrnahm, weil er in diesem Augenblick die ersten Anzeichen seines Seins, in einem ... Großvater entdeckte, der sich von der Leichtfertigkeit eines betörten Hochlandes mitreißen ließ, auf*

der Suche nach einer schönen Frau, die er nicht glücklich machen würde. Aureliano erkannte ihn, verfolgte die dunklen Pfade seiner Herkunft und stieß auf den Augenblick seiner eigenen Zeugung ... In dieser Faszination der Erkenntnis der eigenen Herkunft war Aureliano so versunken, dass er auch den zweiten Anrand des Windes nicht merkte, dessen Zyklonengewalten nun bereits Türen und Fenster aus den Angeln rissen, das Dach der Westgalerie abdeckt und die Grundmauern entwurzelt. Der Ort seines Hauses war bereits ein von der Wut des biblischen Taifuns aufgewirbelter, wüster Strudel aus Schutt und Asche, als Aureliano 11 Seiten übersprang, um keine Zeit mit allzu bekannten Tatsachen zu verlieren und begann, den Augenblick zu entziffern, den er gerade durchlebte, und er enträtselte ihn, während er ihn erlebte, und sagte sich im Akt des Entzifferns selber die letzte Seite des Pergamentes voraus, als sehe er sich in einem sprechenden Spiegel. Er blätterte von neuem und mit Inbrunst, um die Voraussagen zu überspringen und Tag und Umstände seines Todes festzustellen. Doch bevor er zum letzten Vers kam, hatte er schon begriffen, dass er nie aus diesem Zimmer gelangen würde, da der Ort, das Haus und das Zimmer vom Wind vernichtet werden würden, in dem Augenblick, in dem Aureliano Babilonia die Pergamente endgültig entziffert hatte ...«

Bei unserem Trip zu den Ursprüngen von allem fahren wir an den Milliarden Jahre alten Vorposten unserer Existenz vorbei. In einem besonderen Raumzeitschiff, der Arche Noah II. Sagen wir, das klappt mithilfe von Tachyonen – hypothetischen Teilchen, die sich mit Überlichtgeschwindigkeit bewegen – und der Kraft wissenschaftlich getunter Fantasie.

Tachyonen, so die Annahme, sieht man erst, nachdem sie an jemanden vorbeigezischt sind, und zwar doppelt. Einmal in die Richtung, in die sie fliegen, und einmal in die Richtung, aus der sie kommen. Beide Eindrücke würden sich vom Beobachter als Bilder entfernen. Im Spiel sind auch Tardyonen – hypothetische Teilchen, die immer langsamer als das Licht durch den Raum fliegen. Wenn man nun Wechselwirkungen zwischen Tachyonen und Tardyonen nachweisen könnte, hieße das, dass Botschaften in die Vergangenheit übermittelt werden könnten.

Noch effektiver: Ein Wurmloch tut sich auf und ermöglicht die Zeitreise. Mit der Arche Noah II. Wir haben nicht Tierpärchen aller Gattungen an Bord. Unsere Passagiere sind gelehrte Köpfe. Forscherinnen und Forscher aller Fachrichtungen. Da sind die Naturwissenschaften mit ihren Aushängeschildern Astronomie und Physik, Biologie und Chemie. Die Geisteswissenschaften mit Literatur und Musik, Theater und Theologie. Dazu all die anderen, die diesen Oberkategorien angehören. Abseits der beiden Großlager Mathematik und Philosophie die Soziologen und die sogenannten Interdisziplinären, die fachübergreifend forschen. Manche Passagiere sitzen auf Wunsch möglichst weit voneinander entfernt. Weltanschauungen fordern ihren Tribut. In der Arche Noah II ist glücklicherweise genug Platz für alle. Schön, dass Sie auch mitkommen, hier bitte, 12 F ist für Sie reserviert, rechts vorne, ja, genau dort. Das Handgepäck mit den vielen Fragen legen Sie einfach oben ins Fach, danke. Und bitte anschnallen, es geht gleich los. Der Holo-Countdown beginnt.

Zehn.

Neun.

Acht.

Sieben.

Sechs.

Fünf.

Vier.

Drei.

Zwei.

Eins …

… Abheben.

Zeitreise zurück bis zum Urknall

Wir starten im Jetzt. Wien, Stephansplatz, direkt vor dem Dom. Die Menschen jubeln, wünschen gute Reise. Das Schiff entschwebt in Richtung ferne Vergangenheit. Langsam nehmen wir Fahrt auf. Die ersten Jahre, Jahrzehnte fliegen vorüber. Der Verkehr auf den Straßen wird dünner, die Automodelle werden eckiger. Bilder vom Wiederaufbau einer zerbombten Stadt. Hitlers Einmarsch. Das große Morden. Der Brand des Justizpalastes 1927. Die Not der Bevölkerung zwischen den Kriegen. Die mitfahrenden Psychologen sind erstaunt, wie schnell sich das kollektive Bewusstsein änderte. Vor hundert Jahren war unsere Software noch in einer ganz anderen Geistigkeit. Unsere heutige Software hat es besser.

Weiter zurück in der Zeit.

Die Kaiserstadt Wien um 1900 ist eine Metropole mit einer Million Einwohnern. Fiaker und Einspänner und stolzierende Männer in Gehröcken zieren das Straßenbild. 50 Jahre zuvor, zur Gründerzeit, werden all die Monumentalbauten von Hof und Staat in Auftrag gegeben, die alten Stadtmauern fallen, die Ringstraße entsteht.

Die Arche Noah II fliegt weiter. Wir sehen Napoleon in Wien. Hegels Weltgeist zu Pferde. Die zweite Türkenbelagerung. Dreißigjähriger Krieg. Erste Türkenbelagerung. Gegenreformation. Reformation. Irgendwo in der Ferne macht ein gewisser Christoph Columbus von sich reden. Er suchte die verschollenen Stämme Israels und entdeckte Amerika. Aufstieg der Habsburger, Niedergang der Babenberger. Richard Löwenherz, Englands König, als er zwei Tage vor Weihnachten des Jahres 1192 in Erdberg bei Wien gefangen genommen wird. Filmreife Darbietungen im Ultrazeitraffer.

Über den Resten römischer Lagermauern wird die erste Stadtmauer hochgezogen. Weiter geht's mit den Bajuwaren, Awaren, Völkerwanderung. Römerzeit. Wien, vormals keltische Siedlung, heißt nun Vindobona und ist ein Legionslager. Ein Teil der Indigenen findet in der Zivilstadt Aufnahme, der Rest der Urbewohner zieht sich in die Täler des Wienerwaldes zurück. 30.000 Menschen leben hier zur Blütezeit. Die Weltbevölkerung beläuft sich auf weniger als hundert Millionen.

Auch zweitausend Jahre vor Christi Geburt, zur Bronzezeit, herrscht in Wien reges Leben. Weitere neuntausend Jahre zuvor, in der Jungsteinzeit, desgleichen. Es ist eine entscheidende Epoche, die prägend ins Heute reicht. Der Mensch hat begonnen, nicht länger Jäger und Sammler zu sein. Er wird sesshaft, betreibt Ackerbau und Viehzucht.

»Beeindruckend«, sagt einer der Passagiere.

Allmählich kommt die Arche Noah II mit Warp-Antrieb auf Touren, braust durch die Jahrtausende. Abgesehen von kleineren Disputen zwischen Religionswissenschaftlern und Historikern, Soziologen und Paläontologen ist die Stimmung an Bord gut. Manche lehnen sich entspannt zurück, schauen nicht einmal zum Fenster raus und lächeln still. Als würden sie auf das Einsetzen der Raum-Zeit-Krümmung nach Einstein warten, sobald wir uns annähernd mit Lichtgeschwindigkeit fortbewegen. Mathematiker. Physiker, auch ausgewählte Theologen und Philosophen. Sie alle wissen: Ihre große Stunde kommt erst.

Bei manchen grenzt die Stimmung an Ausgelassenheit. Das hat mit dem Zwischenstopp zu tun, der nicht lange zurückliegt. Genau genommen am 23. Oktober 4004 vor Christus. An diesem Tag sollen Himmel und Erde erschaffen worden sein. Und an den folgenden fünf alles, was so kreucht und fleucht. Sogar die Dinosaurier, die es da seit Jahrmillionen gar nicht mehr gibt. Australiens Kängurus wiederum und alle anderen Beuteltiere würden von dem einen Gründungs-Känguru-Pärchen abstammen, das Noah einst auf der anderen, biblischen Arche im Nahen Osten mitnahm. Das finden sogar leidenschaftliche Theologen überzogen. Schließlich gehen auch sie mit der Zeit. Und kommt Zeit, kommt Evolution.

Unsere Software erlebte die erste neolithische Revolution. Eine Erderwärmung ließ Pflanzen, die bislang in der Kategorie »Unwichtig« dahinvegetierten, explosionsartig wachsen.

Die Gräser. Zu ihnen gehören der Weizen, der Reis und der Mais. Kohlehydratreiche Früchte, die dem menschlichen Gehirn einen Wachstumsschub gaben. Städte wurden gegründet, Tiere gezüchtet, die Menschen sesshaft.

Sie gaben sich ihre ersten Gesetze und Regeln für ein halbwegs vernünftiges Zusammenleben.

Die Erdgeschichte war damals noch nicht zu Ende. Gälte das auch für heute?

Weiter geht's. Vor mehr als 15.000 Jahren, fast gegen Ende der jüngeren Altsteinzeit, des Jungpaläolithikums, herrscht im Sommer noch bittere Kälte. In den Wäldern tummeln sich prähistorische Stämme. Anderswo in Europa, im heutigen Pariser Becken, trampeln Mammut-Herden die Böden unter sich fest. Genau hier wird später einmal am Ende der Champs Élysées der Triumphbogen stehen. Weltweit lebt jetzt kaum eine Million Menschen.

»Mon Dieu«, entfährt es einer Forscherin aus Frankreich. Ihr Blick hat etwas Elegantes.

An anderer Stelle, dort, wo es Höhlen gibt, macht ein heute alter Bekannter erstmals auf sich aufmerksam. Ein Meister der Anpassung an die Härten des Daseins. Der urzeitliche Hund. Canis familiaris. Hund und Cro-Magnon-Mensch, so heißt der anatomisch moderne Homo sapiens des westlichen Eurasiens bis vor 12.000 Jahren, beide bejagen dieselben Gebiete. Aus anfangs blutiger Rivalität wird bald eine fruchtende Allianz von Dauer, wuff.

40.000 Jahre zurück haben sich die Spuren frühester menschlicher Umtriebe in und rund um Wien längst verloren. Bald in ganz Europa, wo der Homo sapiens und der Neandertaler nebeneinander leben, sich ein bisschen paaren, wie Reste im Genom des modernen Menschen heute noch belegen. Die Reise führt uns im wahrsten Sinne des Wortes an unserer Geschichte vorbei. Übrigens: Ich selbst habe mein Genom vor Kurzem analysieren lassen. Ergebnis: Zu drei Prozent steckt ein Neandertaler in mir. Das nur nebenbei.

Wir fliegen weitere 60.000 Jahre ins Gestern. 80.000 Neandertaler weltweit laufen durch die Gegend, mit einem Schädel von erstaunlicher Größe, ähnlich unserem. Die Weltbevölkerung von 400.000 fände in einer bescheidenen Großstadt Platz. Von einer Zusammenrottung kann keine Rede sein. Es ist vielmehr die Zeit, in der mächtige Eisschichten Landbrücken zwischen den Kontinenten bauen.

Der Mensch nutzt die Gunst der Stunde, sich auf allen Erdteilen breitzumachen. Abermals 100.000 Jahre zurück liegt der Zeitpunkt, den wir heute die Wiege des modernen Menschen nennen. Wobei neueste Funde aus dem Vorjahr, wie jener am Jebel Irhoud nahe dem marokkanischen Marrakesch, darauf hindeuten, dass der Startschuss schon vor 300.000 Jahren erfolgt sein könnte.

Eine Million Jahre vor unserer Zeit gibt es 20.000 menschenartige Wesen. Weitere zwei Millionen Jahre zurück steigen die afrikanischen Affen von den Bäumen, uh! Wir erinnern uns: Da wäre es vier Stunden vor Silvester im Kafka-Universum-Jahr.

Der Glaube, man habe es mit einer stets identischen Natur zu tun, muss dem beobachtbaren Eindruck vom allgemeinen Gleiten weichen. Ist der Mensch vielleicht doch nur eine Episode in den Geschichten der Gene und des Epigenoms?

Zehn Millionen Jahre zurück tummelt sich der Ramapithecus in den Wäldern, ein lange Zeit als unser Urahne angesehener Primat. Seine Stellung im Stammbaum des Menschenaffen ist sehr umstritten. Weitere dreißig Millionen Jahre davor ist die Geografie hierzulande eine völlig andere: Weite Teile Europas sind von der Tethys, dem Urmeer, geflutet. Vom heutigen Rhône-Gebiet bis an den Aralsee in Zentralasien.

65 Millionen Jahre in der Geschichte halten wir kurz inne.

Im Kafka-Ein-Jahres-Universum ist erst der 29. Dezember angebrochen. Die Forschungsreisenden an Bord, die zu gähnen begonnen haben, zum Beispiel die Soziologen und Futurologen, sind mit einem Schlag hellwach. Sie bezeugen die, erdgeschichtlich gesehen, jüngste Katastrophe von globalem Ausmaß. Ein Inferno, das die Vorstellungskraft auf eine harte Probe stellt.

»Mir bringen S' bitte eine Bloody Mary«, sagt ein Herr ganz vorne.

Er weiß, was kommt.

Die große Katastrophe

Es ist ein heißer Tag in einer endlosen Reihe heißer Tage. Die Weltmeere sind warm, sehr warm, Süd- und Nordpol seit Urgedenken eisfrei, und da wie dort wachsen sogar Palmen und andere tropische Hölzer. Das Tagesmittel übers Jahr beträgt weltweit 20 Grad Celsius. Zweierlei hat die Erde fest im Griff: Hüben der ewige Sommer. Drüben die Dinos, Kopf der Nahrungskette und uneingeschränkte Herrscher über alles und jeden seit fast 200 Millionen Jahren.

Einige Giganten mögen ihr heranbrausendes Ende haben kommen sehen, als sie beim Grasen oder Zerfleischen eines Beutetieres hochsahen. Manche vielleicht, als sie selbst in der Luft waren. Realisiert haben sie ihr Ende nicht. Bei einem Minigehirn von der Größe eines Hefewürfels tut man sich schwer. Bei einer Neuronenzahl von knapp 10.000 und einer Gedächtnisleistung von maximal 15 Sekunden. Aber nicht einmal diese Zeit bleibt ihnen, bis der galaktische Todesbote sie vom Eindringen in die Erdatmosphäre weg erreicht.

Zehn Kilometer Durchmesser hat der Asteroid mit Kursziel Erde. Und er kommt mit Tempo 100.000. Damit ließe sich die Erde in einer Stunde zweieinhalbmal umrunden. Für das bisschen Atmosphäre (die hinter ihm zur Gänze verdunstet wie Hunderte Kilometer von Strato-, Meso- und Thermosphäre zuvor auch schon) braucht dieser gigantische, einen Feuerschweif hinter sich herziehende Berg aus Stein und Metall zehn Sekunden. Dann schlägt der Meteor in Chicxulub an der Küste der heutigen Halbinsel Yucatán in Mexiko ins Meer ein. Und die Welt ist eine andere.

Ein Blitz mit der Energie von vier bis fünf Milliarden Hiroshima-Bomben wird freigesetzt. Der Krater, den der Meteor schlägt, misst 180 Kilometer, reicht 30.000 Meter tief ins Erdinnere. Keine fünf Atemzüge später bricht eine Flutwelle unvorstellbaren Ausmaßes los. Ein rollendes Monster aus Wasser. Ein Tsunami von bis zu fünf Kilometer Höhe, der nach wenigen Minuten die Küste erreicht und alles verschlingt.

Eine Viertelstunde nach dem Einschlag sind alle Kontinente des Erdballs geflutet. Quarzkristalle, die eben noch bis zu zwanzig Kilometer tief im Erdinneren steckten, finden sich in einer Aschesäule wieder, auf dem Flug ins All. Die Säule ist Hunderte Kilometer breit, spuckt ein zischendes Gebräu aus Lava und Materie vor sich her. Zigtausende Stundenkilometer schnell und bis zu achtzig Kilometer hoch. Hunderte Milliarden Tonnen glühender Materie fauchen rund um Globus.

Als die Feuerblöcke zurück auf die Erde prasseln, heizen sie die Atmosphäre enorm auf. Statt der gewohnten Frühlingstemperatur hat es plötzlich mehr als vierhundert Grad. Riesenmengen Methan, entstanden in der spontanen Zersetzung der Flora, werden in die Atmosphäre emporgerissen, entzünden sich. Brände epischen Ausmaßes versengen den Planeten. Wer nicht ertrinkt, verkohlt.

Die wenigen Dinosaurier und die Säugetiere, die in Höhlen überlebt haben, stehen am Beginn einer ewigen Nacht. Der Himmel verfinstert sich. Die Sonne vermag die aufgewirbelten Staubfelder nicht mehr zu durchdringen. Die Luft ist erfüllt von einem Gemisch aus Kohlendioxid, Schwefelsäure und Schwefeldampf. Atmen ist kaum noch möglich. Immer dunkler werden die Wolken, bald sind sie tiefschwarz. Finsternis hält Einzug auf der Erde. Schlagartig kühlt es ab. Binnen 48, vielleicht 72 Stunden. Von eben noch 400 Grad auf 20 Grad unter null. Eiseskälte.

Eine Frage wird laut: »Ist dieser Crash wirklich notwendig, um die Evolution weiterzutreiben?« Schweigen.

Zehn Jahre und länger hält die ewige Nacht an. Ihr folgt ein Treibhauseffekt. Für die Dinosaurier ist schon lange Endstation. Alle Tiere, die größer sind als ein Medizinball, sterben. Auch die Ozeane hat es schwer erwischt. Sie werden Millionen von Jahren brauchen, um sich einigermaßen zu erholen.

Inmitten der Katastrophe und den Jahrtausende währenden Nachwirkungen macht die Evolution die erstaunlichsten, entscheidenden Fortschritte. Fünfmal in Summe kommt es auf unserer Erde seit Bestehen zum globalen Massensterben. Und jedes Mal geht die Evolution gestärkt daraus hervor. Selbst als der Globus in seiner ersten Eiszeit versinkt und aus dem Weltall besehen einem einzigen Schneeball gleicht (im Kafka-Jahr Mitte Dezember), ist das Leben nicht auszulöschen. Es verfügt über eine erstaunliche Robustheit, macht sich klein und überdauert die Eiskrise, um hinterher zu explodieren. Die Krise als Chance – das war immer schon so.

Zum Ende der Dinosaurier schlägt die Stunde der Säuger. Anders als die Reptilien haben sie ein Fell, einen ausgeprägten Geruchssinn und ein überdurchschnittlich großes Gehirn. Die ersten unter denen, die es zu etwas bringen, sind spitzmausartige Nager, die sich von Insekten ernähren. Ein anderer Überlebender ist 20 Zentimeter groß, schaut aus wie ein Lemur und hat eine besondere Eigenschaft. Er kann den großen Zeh abspreizen. Sein Name: Purgatorius. Gemeinsamer Ahne von Affe und Mensch.

In diesem Moment trug sich die Evolution in einer Art und Weise ins Gästebuch der Natur ein, wie es weder vorher noch nachher der Fall sein sollte. Was auch unsere Hardware neu modulierte. Damals begann sie, eine große Geschichte zu erzählen. Bis dahin wurde das Leben äußerlich weitergegeben. Die Fische setzten irgendwo einen Laich ab und überließen es den männlichen Artgenossen, dort eine Spermawolke zu deponieren. Ebenso Reptilien und auch die Dinos legten Eier, die äußerlich erwärmt oder bebrütet wurden. Dann aber entschied die Evolution, die Fortpflanzung in das Innere eines Lebewesens zu verlegen, das später den Namen Eva bekommen sollte – die Ära des Mammäozäns war angebrochen, das Zeitalter der hormonellen Innenpolitik. Und unsere Hardware wurde dafür verwendet.

In der Arche Noah II stehen die Menschen unter Schock. Die Bilder globaler Vernichtung sind in die Netzhaut gebrannt. Der Schrecken lässt alle zusammenrücken. Zugleich werden Stimmen laut, Eventualitäten: Wären die Dinosaurier nicht ausgestorben, wer weiß, vielleicht gäbe es den Menschen nicht? Nach der Katastrophe der Neubeginn.

»Ich sag nur: Finanzkrise.« Ein Scherzbold weiter hinten in der Reihe. Niemand lacht.

Und dann dieser Moment. Wir fahren an ihm vorbei wie an einem Meilenstein der Zeugung. Der Augenblick, an dem die Eizelle der Säugetiere von der Evolution auf den Tisch gezaubert wurde. Gemeinsam mit jenen damaligen Viren, die die Eizelle befielen. Normalerweise hätte das zum Tod der Eizelle geführt. Aber eine überlebte den Angriff und nützte die Bösartigkeit der Viren aus: ungehemmt zu wachsen und immer neue Blutgefäße zu bilden. So entstand die Plazenta, der Mutterkuchen. Die Plazenta, die heute noch die Viren von damals in sich trägt. Deshalb wird sie auch als Pseudomalignom bezeichnet. Ein halber Krebs, dem wir unsere Existenz verdanken. Unsere Reise führt an diesen Viren vorbei, bevor sie noch die Koalition mit den Eizellen starteten.

Weiter geht der rasante Trip in die Vergangenheit. Bei 300 Millionen Jahren bleibt die Uhr stehen. Eine goldene Ära von Fauna und Flora tut sich auf. Einzig die Ornithologen kommen nicht auf ihre Rechnung, machen lange Gesichter, spitzen vergeblich die Ohren nach Gezwitscher im Geäst. Vögel gibt es noch keine. Stattdessen liegt ein brummender Grundton über allem. Mal dumpfer, mal heller. Es ist das Zeitalter der Insekten. Glänzende Augen bei Paläobiologen und Zoologen, als sie urzeitliche Libellen von fast einem Meter Länge dahinschwirren sehen, die Flügelspannweite wie bei einem Modellsegelflieger. Vierzig Meter hohe Farne sind die Norm. Riesenhafte Tausendfüßler ebenso. Vieles ist um ein Dreißig- bis Vierzigfaches mächtiger, als wir es heute kennen. Skorpione so groß wie Schäferhunde. Die ersten Dinosaurierarten wiederum in jenen Tagen sind kaum größer.

Die Geologen jubilieren, als sie unter sich Pangäa ausmachen – den Urkontinent, der Amerika, Asien, Afrika und ganz Europa zu einem einzigen Stück Landmasse eint, zur Gänze umflossen vom Urmeer Tethys.

Abermals stehen wir an der Schwelle eines globalen Massensterbens – 40, vielleicht 50 Millionen Jahre zurück in die Zukunft und womöglich noch größer als jenes, das den Dinos den Garaus machte. 90 Prozent allen Lebens würden bei diesem Armageddon vernichtet werden, heißt es. Die Ursache? Ebenfalls ein Meteorit. Diesmal im Norden Australiens. Ein verdächtiger Krater, behauptet eine Handvoll Geologen an Bord vehement, sei ausgemacht. Andere streiten das entschieden ab. Es ergeben sich ein paar laute Worte, die Stewardess bringt Tee zur Beruhigung, dann ist wieder Ruh' an Bord.

Erneut jagt die Zeitmaschine die Arche weit ins Gestern, diesmal um den Wert 200 Millionen. Eine halbe Milliarde

Jahre haben wir abgespult, und die Erde ist nun das: ein Planet der Fische. Algen und Flechten haben Jahrhundertmillionen zuvor begonnen, die bis dahin kahle Steinerde aus dem Meer heraus zu erobern. Sie schlagen Wurzeln, bewuchern, verwittern, spülen zusätzliche Nährstoffe ins Wasser. Erste primitive Tiere entstehen. Schwämme, Würmer, Asseln, Schnecken, Gliederfüßler. Und mit der Zusatzspeisung gedeihen und vervielfältigen sich die Arten. Bis sie es eines Tages den Pflanzen gleichtun. Mit gebotenem, respektvollem Zeitabstand von zig Millionen Jahren. Als hätten sie erst abgewartet, ob sich das Leben dort draußen tatsächlich lohnt.

Die Geburtsstunde der Amphibien

Manche Landgänger nehmen Maß an den Genossen zu Wasser, etwa am Anomalocaris, einem wirbellosen Meeresräuber mit stacheligem Kopf und Hunderten facettenaugengleichen Sehlinsen, der als größtes bekanntes Wesen aus jener Zeit gilt. Sie nennen ihn den Hai des Kambriums. Diese Eroberer erweisen sich auch außerhalb des angestammten Mediums als extrem bissfreudig. Sie entwickeln Zähne scharf wie Rasierklingen, werden zu Krokodilen und tragen den Krieg an Land.

Für diesen Landgang muss Mutter Natur den Schalter der Kalziumkontrolle umlegen. Am Anfang war das Kalzium im Meerwasser so großzügig vorhanden, dass sich Fische fast dagegen schützen mussten. Dafür hat die Evolution das Kalzium erfunden. Am Land dagegen herrscht Kalziummangel.

Um es trotzdem in der Nahrung aufzustöbern und im Körper sammeln zu können, ist eine zweite Erfindung notwendig: die des Vitamins D.

Andere, friedfertigere Wesen entwickeln sich zum Frosch oder Chamäleon. Die einen Amphibien verlanden eher mit der Neigung zum Dinosaurier. Die anderen mit der zum Säugetier. Aus Kiemen werden Lungen. Aus immer kaltem Blut wird wechselwarmes und nur warmes. Bei Kafka wäre nun der 26. Dezember. Stephanitag.

»Da hat mein Vater Geburtstag«, sagt ein Mann, der in sein Handy starrt. Die ältere Dame am Nebensitz fühlt sich gestört von solchen Kommentaren, die auf einer Raumzeitreise nichts verloren haben. Der Mann entschuldigt sich.

Eine Milliarde Jahre vor unserer Zeit erheben sich die Algen. Zuvor haben sie den Sauerstoffanteil der Atmosphäre noch auf bescheidenen drei Prozent gehalten, jetzt zünden sie den Turbo. Ihre rege Tätigkeit setzt Elementares in Gang. Zu verdanken haben sie das den Ur-Erdenbewohnern, die lange vor ihnen da waren und die als Hebammen des Lebens auf Erden gelten: Cyanobakterien und Rhodospirillum rubrum. Sie sind es, die der vorangelegten Information von Leben erst auf die Sprünge und dann zum Durchbruch verhelfen.

Wir erleben, wie die Natur etwas erfindet, das viel später der Mensch nachbauen wird. Turbinen, um Energie zu erzeugen. Mitochondrien und Chloroplasten. Die Vorläufer der Wasserturbinen, mit denen später Strom erzeugt wird.

Wir reisen zu den Anfängen dieser wundertätigen Gesellen. Dreieinhalb Milliarden Jahre vor unserer Zeit zeigt die Uhr der Arche an (bei Peter Kafka ist jetzt Ende September).

Wir sind in der Jugendzeit der Erde angelangt, in der Pubertät. Auf einen flüchtigen Blick aus dem Fenster scheint sich nicht viel verändert zu haben in dieser endlos langen Phase seit dem letzten Zwischenstopp bei den Algen. Mehr so ein gemächliches Vor-sich-hin-Brodeln und Dahin-Blubbern des Erdballs, ein oberflächliches Abkühlen und zugleich tiefgreifendes Atemschöpfen. Für den großen Wurf.

Genau da, vor dreieinhalb Milliarden Jahren, beherrschen die Cyanobakterien und Rhodospirillum rubrum eine phänomenale Fertigkeit. Letztere verstehen es, die Sonnenenergie zu nutzen, da sie Kohlenstoff und Wasser hernehmen, sie mit den Photonen, den Lichtteilchen unserer Sonne, reagieren lassen und auf brillante Weise umwandeln. Zu Biomasse. Und so nebenher, quasi als Abfallprodukt, erzeugen sie lebensspendenden Sauerstoff. Heute nennen wir diesen Prozess Photosynthese.

Wir sehen die einzelnen Bakterien noch isoliert, sie taten sich dann zusammen und bildeten die sogenannte eukaryote Zelle. In Pflanzen und Tieren. Ein Beispiel mehr, wie wir die großen Vorläufer des Lebens – Bakterien und Viren – noch in uns tragen.

Diese kleinen Kraftwerke von Bakterien werden ihre Leistung über die Jahrmillionen so sehr steigern und sich vermehren und die Evolution der Fauna vorantreiben, dass die späteren Algen ebenfalls in die Gänge kommen. Der Sauerstoffanteil rund um den Globus schnellt hoch auf bis zu dreißig Prozent. Ohne solche Mengen Sauerstoff hätten gigantische Lebewesen wie Dinosaurier gar nicht existieren können. Auch keine Farne von der Höhe eines zehnstöckigen Wohnhauses. Heute hat sich der Sauerstoffgehalt der Atmosphäre längst auf die für uns gemütlichen 21 Prozent eingependelt.

Mit Erschaffung und Nutzung der Photosynthese sind die Bakterien die Wegbereiter und Schöpfer der allerersten Zwei-Klassen-Gesellschaft: Auf der einen Seite die Produzenten von Biomasse, die Pflanzen, und auf der anderen jene, die nichts produzieren, die stattdessen Biomasse verbrauchen. Die Konsumenten.

Unter ihnen natürlich auch wir Tiere. Wobei wir es nahezu perfekt verstehen, Kapital aus der Ur-Genialität der Bakterien zu schlagen. Wir nutzen das Abfallprodukt Sauerstoff, um den Pflanzen alles an Energie zu entziehen, was sie zuvor an Kohlenstoffverbindungen aufgebaut haben: Eiweiße, Fett, Zucker. Dabei wird das berühmt-berüchtigte Kohlendioxid abgeatmet und frei. Unermüdlich walten die Produzenten erneut ihres Amtes und nehmen das CO2 wieder auf. Neue Blätter und Stängel, neue Früchte, neues Holz entstehen. Und die Konsumenten konsumieren. Ein Kreislauf, der sich Natur nennt und obendrein selbst erhält. Sofern wir ihn nicht gewaltsam daran hindern.

Aber wie sind diese Wunderbakterien entstanden? Woher stammen sie? Sind sie überhaupt von dieser Welt? Dafür drehen wir die Uhr abermals um 300 Millionen Jahre zurück. Jetzt sind sich manche Herrschaften uneins. Entstand Leben plötzlich oder war es ein längerer Prozess?

Die Entstehung des Lebens

Es gibt drei Theorien, die sich an die Anfänge herantasten. Keine von ihnen stellt den Bezug zur Möglichkeit her, dass die Hardware von Anfang an da war. Die Basis unserer Existenz war vorhanden, seit es das Universum gibt. Also immer schon. Und sie wird auch noch da sein, wenn es unsere Hülle längst nicht mehr gibt.

Die drei wissenschaftlichen Vorstellungen sehen das anders. Die sogenannte Panspermie-Hypothese, besagt: Erste lebende Organismen wurden aus dem All importiert. Als organische Moleküle, die aus interstellaren Wolken stammen und mit Kometen von fünf bis 500 Kilometern Durchmesser hier gelandet sind. Einmal auf der Erde, hätten sich die Moleküle, so die Annahme, aus ihren Transportmedien, dem Gestein, los- und in Wasser aufgelöst. Chemische Reaktionen mit immer komplexeren Verbindungen seien die Folge gewesen – hin zur ersten Aminosäure, dem unerlässlichen Grundbaustein des Lebens. Tonnen solcher interplanetarischer Boten fallen übrigens heute noch tagtäglich aus dem All zur Erde. Meist als Winzlinge. Versuche, sie hoch oben im All abzufangen, bevor sie durch irdische Einflüsse verschmutzt werden, gibt es längst. Nicht einer hat bis dato den Beweis organischen Lebens erbracht. Zur Ehrenrettung der Exobiologie sei gesagt: Weltraumforscher sind überwiegend der Meinung, dass dort draußen Leben sein *muss*. Dass es beinahe wissenschaftlich unredlich ist, nicht daran zu glauben in Anbetracht der Fülle an Galaxien. Von den mehr als hundert Milliarden vermuteten Galaxien kennen wir gerade einmal dreißig. Und erst 2017 wurde – keine elf Lichtjahre entfernt – ein Planet mit der seltsamen Katalognummer Ross 128 b, dafür aber mit erdähnlichen Bedingungen entdeckt. Ähnliche Temperaturen. Ähnliche Strahlungsdosis vom Mutterstern wie die Erde. Ein Planet, wo Leben möglich wäre.

Die zweite Theorie besagt, Leben wäre nicht aus fernen Galaxien herangekarrt, sondern inmitten der Uratmosphäre der Erde entstanden. Auf Mineralien, auf deren Oberfläche die nötigen chemischen Reaktionen stattgefunden hätten und die dann zur Erde gesunken seien. Gleichsam huckepack mit den ersten Einzellern.

Die dritte Theorie handelt von den sogenannten Schwarzen Rauchern. Was erwartet uns beim Blick aus dem Fenster der Arche Noah II?

Eine bizarre, tote Welt. Die Landmassen liegen karg da, nicht eine Faser Grün. Einziger Farbtupfer inmitten endlosen Gerölls und Felsens gibt das Gelb des Schwefels ab. Und der Himmel, der die Erde überspannt. Tieforange, fast blutrot leuchtet es hinab. Das hat mit dem hohen Methangehalt in der Atmosphäre zu tun, die sich erst aufbauen muss. Selbst um die Mittagszeit ist es immer nur dämmerig, weil dichte Wolkenfronten das Licht der Sonne filtern.

Auch die Ozeane liegen leblos da, schimmern bleiern. Scheintot. Nur in ihren Tiefen hat eine verborgene und sehr rege Tätigkeit eingesetzt. Viertausend Meter und mehr unter dem Meeresspiegel. Ein Phänomen, das sich heute bei hydrothermalen Quellen in der Tiefsee abspielt und eine Idee davon gibt, wie das Leben sich zu seinem Recht verholfen hat. Wie es sich aus der Ur-Information gelöst und Gestalt angenommen hat.

Fast wird es einem unheimlich, dass sich aus dieser Ursuppe auch die Bausteine unseres Körpers entwickelt haben.

Was geschieht dort unten in dieser vermeintlich lebensfeindlichen Region? Der noch junge Meeresboden klafft unter der lebhaften Vulkantätigkeit der Erde an allen Ecken und Enden auf. Unter enormem Druck von oben wird Wasser in die Spalten gepresst. Einen Kilometer tief. Manchmal auch zwei. Dort trifft es auf 1200 Grad heißes Magma, erhitzt sich, verliert an Dichte, steigt empor und tritt über die Schwarzen Raucher wieder aus. Wir kennen sie von Fotos als bizarre Gebilde, oft mehrere Meter aus dem Meeresboden ragend mit dem Aussehen maritimer Kunstprojekte. Gertenschlanke, fast spindeldürre, bisweilen in sich verdrehte Felssäulen mit schroffer Oberfläche. Zuoberst eine Art weit aufgerissenes Fischmaul, durch das tiefschwarze Wolken aus dem Erdinneren schießen.

Diese Wolkenströme haben es in sich. Denn auf seinem Weg zurück aus Magmatiefen hat das Wasser sich zu einer chemisch aggressiven Suppe gewandelt und aus dem Gestein allerlei herausgelöst. Erze und Schwefel. Trifft es mit 350 bis 500 Grad Celsius auf das zwei Grad kalte Meerwasser, lösen sich die Erze wieder. Mineralien entstehen. Und: die ersten Aminosäuren. Unverzichtbar für späteres Leben.

Jetzt ist die Schar der Fluggäste in drei Lager geteilt. Doch wie auch immer man zu den Theorien und ihren Unterschieden stehen mag: Sie versuchen nur die ersten Schritte von Leben zu erklären. Sein Sich-Freischälen aus anderen Formen von Dasein. Was sie keinesfalls sind, ist der Beleg für die zufällige Entstehung.

Leben ist nicht aus einer Laune heraus passiert.

Sondern: Am Anfang war die Information. Die Hardware war von Anfang an da.

Wie der Mond zur Erde kam

Genau dorthin geht unsere Reise mit der Arche Noah II. Vier Milliarden Jahre zurück ist der Mond der Erde bedrohlich nah. Sechsmal größer als gewohnt sehen wir ihn am Firmament leuchten. Die Tage dauern keine zehn Stunden. Die Erde ist viel zu flott unterwegs. Sie muss bei der Drehung um sich selbst noch zur Betriebsgeschwindigkeit unserer Tage finden. Was erst gelingt, als der Mond auf seine Umlaufbahn in 300.000 Kilometern Entfernung fortdriftet.

Unruhe kommt auf im Raumzeitschiff. Keine 300 Millionen Jahre voraus liegt jener Tag, an dem die Erde zu ihrem Trabanten gekommen ist. Was erwartet uns? Werden wir Zeugen dieses rätselhaften, im Dunkel der Spekulation angesiedelten Schauspiels? Ist Schluss mit den Vielleichts? Jubeln bald Paläogeologen, Geochemiker und Geophysiker? Schon bei Bekanntgabe des geplanten Zwischenstopps gestikulieren und diskutieren sie. Zuallererst die These vom Einschlag eines Himmelskörpers vor 4,3 Milliarden Jahren. Ein Geschoss, so schwer wie ein Zehntel der Erdmasse, etwas kleiner als der Mars. Dafür der Aufprall so gewaltig, dass der Erdmantel auf Hunderte Kilometer Länge aufgerissen wird. Der eisenhaltige Kern des Asteroiden bohrt sich ins Innerste, verschmilzt mit dem Erdkern und reichert ihn um sehr viel Eisen an, das unser Leben, seine Entstehung, sein Vorankommen maßgeblich beeinflussen wird. Zugleich werden gewaltige Teile der Erdkruste, durchmengt mit Teilen des intergalaktischen Geschosses, als ringförmige Wolke ins All geschleudert. Flach wie eine Scheibe beginnen sie, eine Umlaufbahn zu beschreiben. Bis die Materie sich zu dem verdichtet und vereint hat, was wir heute Mond nennen.

»Mein Labrador heißt Luna«, sagt ein Bub. Die Mutter deutet ihm: Pscht!

Keine zehn Jahre dauert die Trabantengeburt in diesem Modell. Und der neue Begleiter ist anfangs läppische 30 Kilometer entfernt. Von der Erde aus erscheint er fünfzehnfach größer als heute. Riesig. Umgelegt auf unsere Zeitmaßstäbe, geht die Sonne täglich sechsmal unter und wieder auf. Die Gravitationskraft des Mondes verlangsamt die Drehung der Erde nicht nur, sie stabilisiert obendrein die Neigung der Rotationsachse. Andernfalls würde diese Achse sich immer wieder ändern und einen ständigen Platztausch von Polen und Äquator verursachen. Ein geregelter Ablauf der Gezeiten wäre unmöglich. Stattdessen wären die globalen Wassermassen, falls es überhaupt welche gäbe, in rasanter Fahrt unterwegs. Als würde ein Läufer mit beiden Händen Wasser schöpfen und versuchen, damit einen Hundert-Meter-Sprint hinzulegen. Auch da ließe sich nicht vermeiden, dass die Flüssigkeit wild hin und her schwappt. Ergebnis: Es gäbe kein Leben. Die Ur-Information, die hinter allem schwebt, hat offenbar auch über diese Frage nachgedacht.

So weit diese Annahme. Jetzt treten Astrophysiker auf den Plan und vereinzelt Fachfremde, unter ihnen eifrige Leser des Fachblatts Nature. Die brandneue These: Zwei etwa gleich große Himmelskörper, Protoplaneten genannt, seien kollidiert. Aus ihnen sei das Erde-Mond-System entstanden. Anders sei die zu ähnliche Isotopenzusammensetzung auf Mond und Erde nicht zu erklären. Isotopen, also die unterschiedlichen Arten ein und derselben chemischen Elemente, die gleich viele Protonen enthalten, aber eine abweichende Anzahl von Neutronen.

Andere wiederum kramen genau hier Geschichten von anno dazumal hervor. Tenor: Das eine wie das andere Theorem der Moderne trifft es nicht. Also vielleicht doch die verworfenen Ansichten des alten George Darwin, Bruder des berühmten Charles? Er glaubte: Die bis an die Oberfläche glühende, instabil flüssige Erde habe sich dermaßen schnell um die eigene Achse gedreht, dass ihr ein Stück verlorenging. Als Folge der Fliehkräfte sozusagen. Der Mond sei demnach der fortgeschleuderte Sohn der Erde (fast in Analogie zur Genesis, wo Gott Eva aus Adams Rippe schuf) und die Meeresbodenwanne des Pazifiks der dazugehörige Krater.

Welches Szenario sehen wir? Oder ein ganz neues? Gerade als es losgehen soll, zerstört ein Astrophysiker alle Hoffnung. Der klassische Partycrasher, der die Mond-Show spoilert: Er habe diese Zeitreise schon mehrfach unternommen. Die Entstehung des Mondes sei im Programm nicht vorgesehen. Noch nicht. Enttäuschung, am Ende überwiegt die einhellige Meinung. Ohne den Trabanten wäre es schlecht um uns bestellt. Praktisch gar nicht. Wir müssten uns mit der Anziehungskraft der Sonne begnügen, die aufgrund der enormen Entfernung nur ein Drittel der des Mondes ausmacht. Würde der Mond sich plötzlich verabschieden, überschwemmte eine gigantische Flutwelle das Festland. Der Erde erginge es wie einer Eiskunstläuferin bei einer unglücklichen Pirouette. Immer schneller würde sie sich drehen, kreiseln, ins Trudeln geraten. Tage würden bald nur mehr acht Stunden dauern. Stürme mit 500 Kilometern pro Stunde wären der Normalfall. Alte Arten würden reihenweise aussterben und eventuell neue entstehen. Womöglich nur noch Wesen mit Flugmembranen zwischen den Extremitäten. Und bei den Pflanzen Zwergwüchsige, Bodendecker mit tiefreichenden Pfeilwurzeln.

Der Mond entfernt sich stetig von uns, auch heute noch. 3,8 Zentimeter Jahr für Jahr. So schnell verlieren werden wir ihn trotzdem nicht. Und wenn doch, ist der Mensch nur mehr eine Randnotiz im Tagebuch der Erde. Weil die Sonne bis dahin ihren Geist aufgegeben hat. Fast sieben Monate im Kafka-Universum bleiben uns bis dahin. In unserer Zeit: siebeneinhalb Milliarden Jahre.

Die Passagiere der Arche Noah II schauen wieder hinunter zur Erde. Jetzt ist es amtlich: Diese 500 Millionen Jahre junge, heftig pubertierende Erde ist kein Ort, den man Freunden für einen Wanderausflug empfiehlt. Tagsüber brütend heiß, nachts fällt das Thermometer auf fünfzig unter null. Meteore von gigantischem Ausmaß suchen die Welt im Eineinhalb-Stunden-Takt heim. Wolken, schwarz wie die finsterste, mondlose Nacht, verhängen den Himmel. Eine krachende Unwetterfront tobt über dem Planeten. Sintfluten vom blitzdurchzuckten Himmel strömen herab und lassen erste Ozeane entstehen. Peitschende Stürme schaffen Springfluten hoch wie Bürotürme. Darüber eine Lufthülle, die mit ihrem Ammoniak-Methan-Kohlendioxid-Mix jedem Anflug von Leben sofort den Atem raubt.

»Genau wie auf der Venus!«, ruft jemand aus den hinteren Reihen.

Ja. Ziemlich genau wie heute auf der Venus. Der Captain muss Gas geben und die Borduhr zurückdrehen, um dieses biblische Unwetter, diesen Aufruhr der Elemente in der Zeit zu durchtauchen. Fünfzig. Siebzig. Fast einhundert Millionen Jahre unausgesetzt die irdische Apokalypse. Dummerweise verpassen wir die Mondgeburt, 200 Millionen Jahre voraus, drehen aus der Umlaufbahn ab. Wir verlassen die Erde. Eigentlich verlässt sie uns. Es gibt sie noch nicht. Viereinhalb Milliarden Jahre vor unserer Zeit. Im Kafka-Kalender ist das der 1. September. Dass unser heutiges Leben damals schon konzipiert war, erscheint fast unglaublich.

An Bord wird Essen serviert. »Huhn oder vegetarisch?«, fragt der freundliche Steward. Reihe um Reihe bemühen sich die Fluggäste, das Mahl mit Plastikbesteck zu zerteilen. Ein korpulenter Herr patzt sich die Anzughose an und flucht. »Mir noch ein stilles Wasser, bitte.« – »Kaffee?« – »Ja, gern. Milch, kein Zucker.« – »Hier, bitte, Madame.« Die Gäste essen leise und alles brav auf. Fertig, danke. Die Pappschachteln und Alufolien werden weggeräumt, die Tabletts hochgeklappt. Das Licht ist gedimmt wie beim Nachtflug. Passagiere ziehen ihre Decken hoch, es ist etwas kühl wegen der Klimaanlage und der Außentemperatur. Ein paar nicken ein. Das Entertainmentprogramm am Touchscreen bietet alle möglichen Themenfilme, passend zur Reise. Für die Fans *Star Wars* und *Star Trek*. Für die Verschwörungstheoretiker *Matrix*. Für die Pessimisten *Terminator*. Für die Kenner *Blade Runner*. Und für die Künstler 2001: *Odyssee im Weltraum*. Obwohl. Draußen gäbe es allerlei zu sehen. Die Entstehung der Erde, den Anfang der Sonne. Die Kinder in der Arche Noah II schauen sich das lieber als Animation am iPad an. *The Birth of Earth*.

Im Feuerblitz der Supernova

Gespeist ist die Live-Doku aus der gängigsten Theorie: Unser Sonnensystem als Produkt einer Supernova. Die Kids kennen diese Bilder, wenn riesenhafte Sterne, hundertmal größer als unsere Sonne, sterben. Sterne dieser Größe haben nur eine kurze Lebenserwartung. Ein paar Millionen Jahre vielleicht. Ihre enorme Masse ist Garant einer raschen Selbstvernichtung. Der Tod des Sterns vollzieht sich in einer Explosion unvorstellbaren Ausmaßes. Die schweren Elemente (sie stellen das Periodensystem dar, weil ihre Kerne dieselbe Anzahl von Protonen aufweisen), die Brocken unter den Elementen also, werden von dem explodierenden Stern ins All geschleudert. Später bilden genau sie die Erde und alle übrigen Planeten, die die Sonne umkreisen.

Kommt es zur Supernova, werden bei der Explosion riesige Mengen Wasserstoff freigesetzt. Ein bunter Nebel aus Farben entsteht. Im aufgeheizten Zentrum dieses Nebels findet unentwegt Kernfusion statt. Die abgegebene Strahlung reicht viele Millionen Kilometer weit, und sie bildet das, was Astronomen kosmisches Feuer nennen. Dieses Feuer lodert Jahrmillionen vor sich hin. Bis sich um die entstehende Sonne herum – sie bindet 99 Prozent der Materie an sich, vor allem Wasserstoff und Helium – das übrige Prozent aus Materieteilchen, Staub und Gas zu einer Scheibe formt. Die Akkretionsscheibe.

Abermals zieht viel Zeit ins Land. Den Kräften der Gravitation folgend, wandert freie Materie zu freier Materie. Ein Teilchen verschmilzt mit einem anderen. Ein drittes mit diesen beiden. Und so weiter. Klumpen bilden sich. Die Klumpen legen an Größe zu. Irgendwann sind sie Asteroiden. Und irgendwann so groß, dass sie Planeten bilden. Feurige Bälle von Materie, die erst abkühlen müssen.

Bei der Supernova fortgeschleuderte feste Materie bildet feste Planeten. Sehr viel weiter ins All hinauskatapultierte gasförmige Materie wiederum formiert sich zu Gasplaneten. Die sind uns vertraut: Saturn, Uranus, Neptun und Jupiter, der Riese unter den vieren.

Damit verlassen wir das mesokosmische Weltbild. Wir werden Zeugen von Kräften und Mächten, die Menschen immer vermuteten. Damals wäre es möglich gewesen, sie anzuschauen.

»Cool«, sagt eines der Kids.

Der Vater am Nebensitz, ein Penibler, hat sich alle Etappen unserer Reise mit Punkt und Komma notiert und die Kapitel extra eingeteilt. Mensch. Eizelle/Spermium. Urmensch. Affe. Purgatorius. Amphibien. Fische. Algen. Cyanobakterien. Lavastein. Sonne. Sternenstaub.

Er schaut kurz auf, überlegt. War's das?

Keineswegs. Auch die Supernova ist nur eine Zwischenstation auf der Reise zum Urquell von allem. Die Bezeichnung *Nova* geht übrigens auf den dänischen Adeligen und Astronomen Tycho Brahe zurück, Zeitgenosse von Galileo Galilei, der 1572 plötzlich am Nordhimmel, mitten im Sternenbild Kassiopeia, einen neuen Stern aufleuchten sah. Einen, der dort nichts verloren hatte. Hell wie die Venus. Nach einem Jahr war die Erscheinung ebenso plötzlich wieder verschwunden. Tatsächlich hatte Brahe das Ende eines Sterns gesehen. Eine Lichtexplosion von millionen- bis milliardenfacher Intensität im Vergleich zur ursprünglichen Leuchtkraft. Das Präfix Super- hat den sterbenden Riesen die Astronomie der Moderne verpasst.

»Voll super«, sagt ein Teenager mit verkehrt aufgesetzter Baseballkappe und streckt den Daumen nach oben. Er geniert sich, weil zwei ältere Herren auf ihn deuten und ihm den Vogel zeigen. Im Kino der Ewigkeit ist es besser, den Mund zu halten.

Sieben Milliarden Jahre zeigt die Zeitleiste gerade an. Unvermutet finden wir uns in ruhigen Fahrwassern wieder. Von der Sonne keine Spur. Die Milchstraße gibt es schon. In ihr strahlen weiß gleißende Wolken aus Gas und Staub. Ein berauschendes Spektakel im Wechsel von Licht und Dunkel. Moderne Kunst des Kosmos. Manche Galaxien schweben unserem Schiff als phosphoreszierende Wolkenschleier entgegen. Fast geisterhaft. Wie Schimären. Überhaupt sind viele Galaxien, anders als heute, noch dicht gedrängt. Fast auf Kuschelkurs, sodass sie immer wieder kollidieren und sich ihre riesigen Wolken aus Staub und Gas vermengen. Die endlose Finsternis des Weltalls verwandelt sich in ein Meer aus Sternen.

Jemand beginnt zu singen.

»Die Himmel rühmen des Ewigen Ehre,
Ihr Schall pflanzt seinen Namen fort.
Ihn rühmt der Erdkreis, ihn preisen die Meere,
Vernimm, o Mensch, ihr göttlich Wort.«

Anerkennendes Nicken. Zehn Milliarden Jahre vor unserer Zeit gibt es auch die Mutter unserer Sonne noch nicht. Die Zahl der Sterne ist deutlich geschrumpft. Viele strahlen dafür in betörendem Tiefgrün oder Tiefblau zum Zeichen dafür, dass sie sehr jung sind.

Legen wir eine weitere Milliarde Jahre drauf, begegnen wir diesen äußerst seltsamen Allbewohnern: Quasare. Sie sind die aktiven Kerne von Galaxien. Aktiv im Sinne eines Vulkans, wie sie das Leben auf der Erde mit in die Gänge gebracht haben. Doch mit einem entscheidenden Unterschied: Quasare speien nichts aus. Sie verschlingen nur. Sie sind Schwarze Löcher, mit der Besonderheit, dass in ihrer Mitte gigantische Lichtquellen auflodern. Quasare, so viele. Im 21. Jahrhundert sehen wir sie kaum noch, aber jetzt! Was für eine Pracht. Und hungrig sind sie. Bis zu tausend Sterne von der Größe unserer Sonne verspeist so ein urzeitlicher Quasar pro Jahr. Knapp drei pro Tag. Nur so erreicht er, dass die Strahlkraft in seiner Mitte nicht nachlässt.

Zwölf Milliarden Jahre zurück in der Zeit ist die Milchstraße erst in Planung. Auch die sogenannte Lokale Gruppe, in der unsere Galaxie sich mit anderen tummelt. Seite an Seite zum Beispiel mit dem Andromedanebel oder mit der Magellanschen Wolke, eine von Dutzenden Zwerggalaxien. Nebelfront um Nebelfront zieht herauf. Bald schon werden wir Teil eines einzigen großen Schleiers sein. Ein undurchdringliches Plasma. Die Vorschau auf einen eher unspektakulären Zustand. Alles trüb. Aber doch. Die Information fürs Leben ist schon da.

Dunkle Materie anno 380.000

Der Autopilot ist auf Sinkflug. Wir nehmen Kurs auf einen magischen Punkt. Eine elementare Zeitgrenze. Das Jahr 380.000 nach dem Urknall. Eine Epoche, die Wissenschaftler als Anfang aller uns bekannten Materie beschreiben.

Kaum ist die Borddurchsage verklungen, keimt Unfrieden auf. Einer der Philosophen hat »Dunkle Materie!« gerufen und dazu ein klein wenig vorlaut gelacht, worauf die Hälfte der Mitreisenden anerkennend applaudiert hat, bravo. Bitterböse Mienen dagegen im Lager von Physik und Mathematik. Wenngleich nicht ungeteilt.

Hintergrund der Neckerei: Alles, was wir zuletzt, zwölf Milliarden Jahre vor unserer Zeit, zu sehen bekommen haben, sind Knäuel von Materie. Loses Material, das erst geordnet zueinanderfinden muss. Wir sprechen von herkömmlicher Materie. Von echten, soliden Atomen mit Neutronen, Protonen und Elektronen, wie wir sie aus den Lehrbüchern kennen. Der klassische Stoff, aus dem wir gezimmert sind – ohne die schweren Elemente wie zum Beispiel Eisen, die gibt es da noch nicht. Diese Materie, sagt das Weltbild der

Physik des 21. Jahrhunderts, mache aber nur fünf Prozent des gesamten Masse- und Energiegehalts im Universum aus. Es könnte sogar um den Tick weniger sein. Und der Rest?

Dunkle Materie: 27 Prozent. Dunkle Energie: 68 Prozent. Zwei Schattenmächte. Auf ihren Schultern ruht das gesamte physikalische Denkmodell des Universums. Ohne sie würden die Galaxien gottlob nur theoretisch auseinanderbrechen. Knickt nur eine von beiden ein, fällt das ganze schöne Kartenhaustheorem in sich zusammen. Um das zu verstehen, müssen wir nicht den mesokosmischen Geist verlassen und hinüberspazieren. Transcendere – in ein anderes Weltverständnis?

Weltweit arbeiten Tausende Forscher seit den Achtzigerjahren daran, den Beweis für die Existenz dunkler Materie zu liefern. Dunkel deshalb, weil sie, so die Annahme, weder Licht noch Strahlung abgibt. Ebenso spukhaft ist eine andere Eigenschaft, die man ihr zuschreibt: Sie könne gewöhnliche Materie problemlos durchdringen. Viel leichter als eine glühende Messerspitze ein Stück Butter. Einfach durch. An beliebiger Stelle. Beliebig oft. In beliebiger Teilchenzahl.

Folglich will man sie an Stellen locken und dingfest machen, wo sonst nichts so einfach hinkommt. Eine Jagd zuinnerst von Gebirgsketten, 1500 Meter und noch tiefer im Fels. Mit hermetisch abgeschirmten Hochleistungs-Detektoren, ummantelt von Tonnen flüssigen Xenons und mit Messfühlern ausgestattet, die Temperaturschwankungen im Tausendstel-Grad-Bereich und noch feiner wahrnehmen. Das Gran-Sasso-Laboratorium in Italien ist so ein Versuchsbunker. Ergebnis nach fast dreißig Jahren des Forschens: nichts.

Nicht ein einziges dunkles Teilchen hat sich fangen lassen oder auch nur kurz angeklopft. Ebenso verhält es sich im Labor in den französischen Alpen. Oder beim PandaX-II-Experiment in China.

Dass dunkle Materie womöglich gar nicht existiert, ist für das Gros der Physiker keine Option. Aus gutem Grund: Dunkle Materie muss als Erklärung für das sonst Unerklärliche herhalten. Weil Newtons Gravitationslehre in Bezug auf die Planeten nur in unserem Sonnensystem stimmt. Die Lehre besagt: Je weiter weg, je langsamer bewegt sich ein Planet um seinen Fixstern. Seine Sonne. Auf Erde, Mars & Co. trifft das zu. In allen anderen bekannten Sonnensystemen und übergeordneten Galaxien verhält es sich dagegen (mit einer möglichen Ausnahme) nicht so. Womit die rein hypothetische gravitative Kraft von dunkler Materie zugleich als indirekter Beweis ihrer Existenz gilt. Weil überall anders Himmelskörper ihre Sonnen in den Außenbahnen mit einem Affentempo umkreisen, das sie gar nicht draufhaben dürften. Darum der Trick mit der dunklen Materie. Sie wirke dagegen, heißt es. Ihre Existenz stärke die Gravitationskräfte und halte solcherart die Planeten in der Bahn, ohne dass sie sich in alle Himmelsrichtungen verabschieden. Oder gleich ganze rotierende Galaxien.

Der Beweis der Nicht-Existenz dunkler Materie würde die Physik in ihren Grundfesten erschüttern wie seit Jahrzehnten nicht, ja, womöglich seit Jahrhunderten. Es wäre eine Art *vierte kopernikanische Revolution,* wie ein französischer Wissenschaftler es ausgedrückt hat. Die erste bekanntlich durch Kopernikus selbst, dass die Erde nicht das Zentrum der Welt ist.

Die zweite, dass die Sonne nicht das Zentrum der Welt ist. Die dritte, dass die Milchstraße nicht das Zentrum der Welt ist, weil das Universum gar keine Mitte hat. Und die vierte die Nicht-Existenz von dunkler Materie. An ihr würde Newtons Gesetz zu Sternenstaub zerbröseln. Überhaupt würden Galaxien sich nicht mehr an das halten, was unsere Naturgesetze ihnen vorschreiben. Ein paralleles Nicht-Existieren dunkler Energie wiederum würde bedeuten, dass die herrliche Theorie zur überschnellen Ausdehnung des Universums in den Schredder käme.

»Ich brauch einen Gin Tonic zur Beruhigung«, sagt ein nervöser Physiker und bekommt seinen Drink in einem Plastikbecher mit zwei Eiswürfeln. »Danke.«

Derzeit gilt dunkle Energie als eine Art Beschleuniger, der der Gravitation entgegenwirkt. Sie erklärt, warum das Weltall sich entgegen früheren Annahmen nicht wieder zusammenzieht und abermals auf einen Nullpunkt wie den Urknall, eine neuerliche Singularität, zusteuert, sondern weiterhin massiv ausdehnt. Mit einem Tempo, für das sich das Licht mit seinen 300.000 Kilometern pro Sekunde entschieden zu langsam bewegt. Und: Als Draufgabe wäre es mit Verlust der beiden geheimnisvollen dunklen Mächte im All auch um Einsteins Relativitätstheorie ziemlich schlecht bestellt.

Dazu hat der Schweizer Astrophysiker André Maeder, Forscher an der Universität in Genf, jüngst ein völlig neues Raumkonzept erarbeitet. Von einer im kosmischen Gefüge verdrehten Schraube ist darin die Rede, genannt Skaleninvarianz. Vom Zusammenspiel von Quantenmechanik, allgemeiner Relativitätstheorie und Gesetz der universellen Gravitation zur mathematischen Aufschlüsselung der Welt ist da nicht mehr viel übrig. Newtons Lehre hat Maeder überhaupt umgeschrieben und an die eigene Theorie angepasst, von Einstein sind auch nur Fragmente zu finden. Die Existenz der dunklen Schwestern stellt Maeder ohnedies prinzipiell infrage. Weshalb sie in seinem Ansatz gar nicht erst vorkommen. Seit der Veröffentlichung der Skaleninvarianz-Theorie im Astrophysical Journal ist die Fachwelt wie so oft in Aufruhr. Jetzt sind, einmal mehr in der bewegten Geschichte der alleinigen Welterklärungsversuche, die Experimentalphysiker am Zug. Sie sollen, nein, sie müssen Beweise liefern. Was, wenn sie gar nicht existiert?

Étienne Klein, renommierter Physiker und Wissenschaftsphilosoph, erklärt ihre enorme Bedeutung so: »Höchstes Ziel der Physik ist es, die realen Teile zu identifizieren, aus denen sich das Universum zusammensetzt. Auf diese Weise würde die Teilchenphysik ein Problem lösen, das nur in der Astrophysik besteht. Damit schlösse sich der Kreis zwischen dem unendlich Kleinen und dem unendlich Großen, der Kosmologie.«

Die Wissenschaft und ihre Grenzen

Die Weltformel. Nicht mehr und nicht weniger. Oder, um es mit Karl Kraus zu sagen: Die Kunst, auf einer Glatze Locken zu drehen. Dunkle Materie darf demnach gar nicht nicht existieren. Doch sie wehrt sich nach Kräften und mit beeindruckendem Erfolg. Ob hier auf Erden oder gegen Versuche, ihr draußen im All auf die Schliche zu kommen. Wie auf der Internationalen Raumstation ISS, wo mit einer Wunderwaffe namens AMS-Detektor geforscht wird: Alpha-Magnet-Spektrometer.

Bei CERN nahe Genf wiederum kommt die Forschung durch die Hintertür. Dort wird, anders als in den Felslabors oder im Weltraum, der Nachweis indirekt versucht. Durch Simulation des Urknalls, indem kleinste Partikel mit enormen Geschwindigkeiten aufeinander losgejagt werden. Der 27 Kilometer lange unterirdische Teilchenbeschleuniger erweist sich zwar als milliardenschwer in Anschaffung und Erhaltung, doch in puncto Nachweis als Fliegengewicht. Auch hier laufen die Versuche allesamt ins Leere. Null Beweis.

Mitunter fehlt der Mut zur Selbstkritik. Ein bekennender Zweifler ist Yannick Mellier, bekannt geworden durch die Entdeckung der Gravitationslinsenwirkung von Galaxienhaufen. Ein Effekt, der die Ablenkung von Licht durch sehr große Massen beschreibt.

»Das Universum«, sagt Mellier, »besteht aus drei Elementen, von denen wir nur eines kennen. Und doch erklären wir uns mit allen dreien das ganze Universum.« Und weiter: »Wenn man streng ist, könnte man sagen, wir tragen zu dick auf, nur um nicht vor aller Welt zugeben zu müssen, dass wir momentan nicht viel Ahnung haben.«

Trotzdem halten neun von zehn Physikern weltweit an einem Konzept fest, das neun von zehn Elementen des Universums weder kennt noch nachweisen noch glaubhaft erklären kann. Ein Drei-Säulen-Modell auf zwei tönernen Füßen, die jederzeit bersten können. Der akademische Glaube an das

Unsichtbare mit dem Anspruch höchster Wissenschaftlichkeit. Ähnlich wie bei den Stringtheorien. Jeder Physiker kann sie im Schlaf erklären, indem er den aktuellen Stand der Forschung und jenes Wording wiedergibt, auf das man sich geeinigt hat. Wirklich verstehen tut sie so gut wie keiner.

»Wer gibt zuerst nach?«, fragt eine Lady mit strenger Frisur. »Die Realität? Die Theorie?« Ein paar zucken mit den Schultern. Wer weiß das schon. Und was sagt uns das für den Umgang mit anderen unsichtbaren Welten? Welten, in die wir vordringen wollen? Die Welt des Bewusstseins? Die Welt der Spiritualität? Welten, für deren Existenz es deutliche Hinweise und mehr Interesse gibt? Ein paar Fluggäste grummeln, andere diskutieren, das Übliche. Die Empörung an Bord legt sich. Versteinerte Mienen bleiben. Das Raumzeitschiff fliegt weiter. Wir halten unbeirrbar auf die 380.000-Jahr-Mauer zu.

Längst hat das Universum sich für uns sichtbar zusammengezogen. Sichtbar im Sinne einer dramatischen Verjüngung, weil die altgewohnten Bezugspunkte verschwunden sind. Überhaupt sind wir in einen Bereich vorgedrungen, wo es noch keine fertigen Galaxien gibt. Erste Sterne entstehen langsam. Sie prangen vor uns am Firmament wie schlingernde Säulen aus schillerndem Gas. Ein Kaleidoskop von Farben. Prachtvoll.

Da wie dort glimmen Feuersäulen im Dunkel auf. Sonnen der ersten Generation entstehen. Sie sind alle dutzendfach, hundertfach größer als unsere Sonne und dem raschen Tod geweiht. Unsere Sonne als eine der zweiten Generation hält sich da schon bedeutend länger. Der Wasserstoffvorrat für die Kernfusion reicht, so die Berechnungen, für insgesamt elf Milliarden Jahre. Bleiben also noch ungefähr sechs. Das nur nebenbei.

Immer weiter schießt die Arche Noah II dem Nullpunkt entgegen. Es ist spürbar wärmer geworden. Eine Art Klimawandel gegen den Lauf der Zeit. Das Gasplasma, in das wir gleich eintauchen, ist 3.000 Grad Celsius heiß, etwa die Hälfte der Oberflächentemperatur unserer Sonne. Auch die Dichte des Universums hat zugelegt. Um den Faktor eine Milliarde.

Sind wir in diesem ominösen Jahr 380.000 endlich am Ziel auf unserer Suche nach dem Urquell von Leben? Ja und nein. Dahinter, auf der anderen Seite des Vorhangs, wird im Universum gehörig aufgeräumt.

An Bord ist ein heftiger Streit entbrannt, wie es von hier weitergehen soll. Das liegt daran, dass wir die Grenze zwischen astronomischer Praxis und mathematisch-physikalischer Theorie erreicht haben. Zwischen Beobachtbarkeit und Rechenmodell. Die 380.000-Jahr-Marke ist eine der vielen ganz klassischen Mauern auf unserer Reise, die wir überwinden wollen. Der Vorhang, an dem der irdische Blick endet. Weiter können die Okulare der Mega-Teleskope nicht blicken. Von hier stammen die ersten Babyfotos des Universums, jene Aufnahmen uralten Lichts, das wir als kosmische Hintergrundstrahlung kennen. Eine Art Echo des Urknalls. Übrigens eine Entdeckung, die – anders als das entdeckte Objekt – tatsächlich auf reinem Zufall basierte.

Mittlerweile ist dieser Zufallsfund ein Klassiker der Wissenschaftsgeschichte. Mit zwei Hauptdarstellern, die für ihr Glück auch noch den Nobelpreis einheimsten: Robert Wilson und Arno Penzias. Die Physiker hatten in den Sechzigerjahren des 20. Jahrhunderts eine Hornantenne umgebaut, um den Kosmos zu untersuchen. Dabei kam es immer wieder zu einem Störsignal, das sie anfangs Tauben zuschrieben, die ihr Nest in der Antenne aufgeschlagen hatten. Das Federvieh ließ sich verjagen. Das Störsignal nicht. Es blieb. Bis ans Licht kam, dass es sich um einen elektromagnetischen Nachhall des Big Bang handelte.

Seither werden immer neue, immer höherauflösende Babyfotos des Universums angefertigt. Der Blick hinter den Vorhang allerdings bleibt verwehrt. Was sich dort befindet, ist allein Gegenstand theoretischer Betrachtungen und Berechnungen.

An eben dieser Mauer stehen wir mit unserer Arche Noah II. Diese Mauer hat die Astronomie zur Quelle allen Lichts bestimmt, das wir kennen. Das uns aus der Vergangenheit erreicht. Mit dem wir vertraut sind. Existiert hat dieses Licht aber schon vorher. Wie auch all die Teilchen, die unverzichtbar sind für das Entstehen von Leben.

Es ist nicht mehr weit bis zum Anfang von allem. 380.000 Kilometer mit einem Schiff mit Warp-Antrieb. Ein Katzensprung. Bleibt nur noch abzuwarten, auf welchem Weg wir uns dorthin bewegen. Die Lösung scheint in Sicht. Bis es so weit ist, wollen wir die Pause nutzen. Werfen wir einen Blick voraus. Auf das, was im Urknall begründet ist. Damit wir wissen, wovon wir sprechen. Ein Blick auf die ersten Elektronen und ihre Wirkkraft. Ein Blick auf die Entstehung von Leben. Auf die Wiege menschlichen Bewusstseins.

Den Funken der Schöpfung.

Alles ist da, war immer schon da. Die Hardware im Windhauch der Zeit.

Als wir die Mauer durchstoßen, ist es mit der Durchsichtigkeit des Universums schlagartig vorüber. Dahinter eine einzige Suppe. Undurchdringlich ohne die geeigneten Werkzeuge.

»Sie müssen die hier aufsetzen«, sagt die Flugbegleiterin und verteilt Spezialbrillen.

Auf einmal sehen wir ein Meer von Teilchen. Protonen. Neutronen. Photonen. Elektronen. Zu Materieteilchen gebunden. Es gibt sie längst. Seit genau genommen 380.000 Jahren. Minus die eine oder andere Sekunde. Eine. Zwei. Vielleicht auch drei.

Anfangs kommen wir gut voran. Wir machen ordentlich Meter beziehungsweise Jahre. Zehntausend Jahre vor dem Urknall hat die Hitze noch einmal ordentlich zugelegt. Bis zu 20.000 Grad Celsius und mehr. Der Kapitän dreht weiter am Rad des Zeitpaneels. Zwei Kinder dürfen vorne im Cockpit sitzen und sind dementsprechend aufgeregt.

»Pfau.«

Der geschrumpfte Kosmos

Nur noch tausend Jahre. Die Arche Noah II zieht eine Schneise durch die Brühe, die sich zusehends verdichtet. Lichtteilchen und Elektronen, Neutronen. Bei den Protonen die Kerne der späteren Elemente Wasserstoff, Helium und Deuterium. Später deshalb, weil um diese Zeit der Kampf um die Entstehung von Materie noch nicht zur Gänze abgeschlossen ist. Nicht alle haben es schon zum fixfertigen Atom geschafft.

900 Jahre später (oder eben früher, die meisten Passagiere haben die Armbanduhren abgenommen) ist unser Universum massiv geschrumpft. Es hat nur noch eine theoretische Ausdehnung, die der tatsächlichen Strecke von der Erde zum Polarstern im Sternbild Kleiner Bär entspricht. Also irgendwo zwischen 323 und 433 Lichtjahren. Genauer wissen wir es nicht, weil der Satellit Gaia noch keine präziseren Daten liefern kann.

Ein Jahr vor Ende unserer Reise ist es nur noch ein einziges Lichtjahr. 9.000 Milliarden Kilometer. Ein kosmischer Hupfer.

Trotz der enormen Dichte und Hitze kommen wir erstaunlich rasant voran. Wir blicken auf die Borduhr. Meine Güte! Nur noch eine Stunde. Der Kosmos ist geschrumpft auf ein Ausmaß, mit dem wir Normalsterbliche allmählich etwas anfangen können. Weniger als eine Milliarde Kilometer. Die Strecke Erde–Jupiter. Ein dottergelber Lamborghini mit einer Durchschnittsgeschwindigkeit von 300 km/h würde für diese Strecke 380 Jahre und sechs Monate brauchen. Das ist schon einigermaßen überschaubar.

Eine halbe Stunde vor Ankunft hat sich diese Distanz halbiert. Eine Viertelstunde davor geviertelt. Die Lage der Elementarteilchen ist inzwischen mehr als angespannt. Eher schlecht als recht können sich die Protonen dem immensen Druck und der Reibungsenergie durch die Photonen widersetzen. Die Neutronen haben ein größeres Problem. Ihre Lebensdauer beträgt an dieser Stelle nur wenige Minuten. Was so viel heißt wie: Schaffen sie es nicht binnen einer Viertelstunde, sich mit Protonen zu Atomkernen zu verbinden, war's das. Sie werden zersetzt.

Die Photonen dagegen sind auch hier Herren über die Zeit. Ihre Lebensdauer ist auf Milliarden und Abermilliarden von Jahren festgelegt. Licht hat schon was Philosophisches.

Und wurde deswegen von Kosmologen auch mit Engeln verglichen – nicht gleichgesetzt.

Drei Minuten. Die Hitze wird selbst für die hartgesottenen Teilchen ungemütlich. Hier ist der Scheidepunkt, wo die Füllung für ein feines Schaumbad bei uns auf Erden entsteht. Die Geburt der Wasserstoffatome.

Eine Minute. Das Universum ist fast lächerlich klein. Nur noch die 15-fache Größe unserer heutigen Sonne. Die Photonen sind mittlerweile außer Rand und Band. Sie sind nicht nur in krasser Überzahl den anderen gegenüber, sie machen auch mit so ziemlich allem kurzen Prozess, was sich ihnen in den Weg stellt.

Die Protonen ihrerseits sind eine hartnäckige, aufsässige Minderheit. Guerilla-Teilchen. Sie verfügen immerhin über die siebenfache Bevölkerungszahl der Neutronen. Der Grund, warum der Wasserstoff später 75 Prozent aller sichtbaren Materie des Universums stellen wird (bei uns auf der Erde sind es schmale 0,12 Prozent der Gesamtmenge, der Rest ist hauptsächlich in den Sternen unterwegs).

Zehn Sekunden. Die Schlacht. Materie gegen Antimaterie. Das große Fressen. Elektronen und Positronen blasen einander das Licht aus. Die Elektronen sind bekanntlich negativ geladen, quasi schlecht drauf. Positronen als ihr (theoretischer) Antimaterie-Widerpart positiv. Die Schreckensbilanz: Nur eines von einer Milliarde und einem Teilchen überlebt.

Der Moment der Magie. In dem einen Augenblick davor geschieht es. Elektronen beginnen, mit Protonen zu verschmelzen. Erste Atome von Wasserstoff und Helium werden geboren. Die Lichtteilchen, eben noch in massiver Umklammerung, lösen sich. Ein Befreiungsschlag von gigantischer Dimension, den wir da bezeugen. Was für ein Blitz. Was für ein Gleißen. Der Himmel, oder was immer das sein mag, ist in glühendes Weiß getaucht. Reines weißes Licht. Auch die besten Schutzbrillen kommen hier an ihre Leistungsgrenze.

> *»Gott sprach: Es werde Licht. Und es wurde Licht. Gott sah, dass das Licht gut war. Gott schied das Licht von der Finsternis.«*
> *(Genesis, 1,3–4)*

In dieser ersten Sekunde vor dem Big Bang haben die Photonen die Lage fest im Griff. Sie sind die Lords des blutjungen Universums. Gleich dahinter liegt unser Ziel: die Plancksche Mauer. Nur noch diese eine Sekunde minus ein winziges Bisschen. Dann haben wir sie erreicht, können sie erklimmen, die Mauer. Auf ihr wollen wir es uns gemütlich einrichten, um den ersehnten Blick hinüber zu werfen. Zurück in die Ewigkeit.

Endlich.
Alles.
Weiß.

Eine Welt aus purem Licht.

Ihre Ausdehnung ist so knapp vor den Anfängen sehr überschaubar. Einmal zum Mond. One way. 300.000 Kilometer. In unserer Zeit gerechnet: eine Sekunde. In Lichtzeit gerechnet: eine Sekunde. Die Photonen haben die totale Kontrolle an sich gerissen. Was sich Helium-Kern oder Deuterium-Kern nennt, hat gegen die Lichtteilchen an dieser Stelle keinen Auftrag.

An Bord der Arche Noah II ist die Ära der Konjunktive angebrochen. Ob Philosophen, Theologen, Astronomen, Teilchenphysiker, die um die besten Fensterplätze raufen. Ihre gängigen Worte lauten jetzt: könnte, würde, hätte, dürfte, müsste, sollte. Garniert mit vielen vielleicht, wahrscheinlich und möglicherweise. Nichts ist, wie es vorher schien.

Die Kanten des Schicksals sind rund, und die Ungewissheit ist die neue Wissenschaft.

Die Dichte der Ursuppe ist kaum noch zu beschreiben. Ein Liter wiegt nicht ein Kilogramm, wie es bei einer Durchschnitts-Bouillon der Fall wäre, sondern 400.000 Kilogramm. 400 Tonnen. So viel wie eine einfache Railjet-Garnitur. Oder die um zwei Waggons abgespeckte Version des ICE, Typ 4.

Das mit dem puren Licht ist auch so eine Sache. Nicht, dass es nicht da wäre. Nur, wir können es mit unseren Mitteln gar nicht sehen. Erst außerhalb der 380.000-Jahr-Mauer. Hier drinnen ist das Licht noch eine Geisel der Urmaterie. Aber es ist definitiv da. Sehen wir weiter. Es wird sportlich in der Rückwärts-Zeitmessung. Jetzt geht's um Zehntel, Hundertstel, Tausendstel wie bei den Olympischen Spielen des Universums.

Eine Zehntelsekunde vor dem Big Bang hat die Krümmung des Universums um uns herum schauerliche Ausmaße angenommen. Von der Temperatur gar nicht zu reden.

»Papa, wie viel sind 30 Milliarden Kelvin?«, fragt ein Mädchen.

»Das wird dir die Mama erklären«, sagt der Vater.

Angeblich befindet sich das Universum genau jetzt in einem Zustand der Ausgeglichenheit. In der Ruhe liegt die Kraft. Ein kosmisches Gleichgewicht, das aber im allernächsten Moment aufgrund der enormen Ausdehnung zerstört wird. Erkennbar ist dieser Zustand der Ruhe nicht. Man sieht keine Balance. Stattdessen erreicht uns eine andere Information. Die Ursuppe ist bis zum Gehtnichtmehr eingedickt. Ein Raumliter wiegt jetzt nicht mehr 400, sondern vier Millionen Tonnen.

Und selbst wenn da draußen diese Schwere herrscht. Trotzdem ist da dieses Gefühl, dass wir alles Nötige in uns tragen. Die Leichtigkeit der Erkenntnis. Wir tragen das Frühere in uns.

Elementare Momente

Alle starren auf die Uhr. Eine Hunderttausendstel-Sekunde. Seit dem letzten Kontrollblick ist das Universum radikal geschrumpft. Der Radius beträgt nur noch die Länge von drei Fußballfeldern. Dreihundert Meter. Über die vielen Milliarden Kelvin sprechen wir nicht. Wichtig ist etwas anderes: das große Fressen. Das Ur-Fressen. Protonen & Anti-Protonen, Neutronen & Anti-Neutronen, Elektronen & Anti-Elektronen. Die Fachwelt spricht von der Hadronen-Ära. Der erste Triumph der Materie über die Antimaterie.

Wenn man will: Der Sieg des Guten über das Böse.

Man kommt kaum dazu, auf die Uhr zu sehen. Plötzlich ist das Universum mitsamt der Arche Noah II nur so groß wie der Bisamberg vor den Toren Wiens. Dann noch kleiner. Ein Durchschnittshügel. Ungefähr wie der Feldherrenhügel Napoleons bei Waterloo. Dann hat es nur noch die Größe einer Gemeinschaftssauna in einem Vier-Parteien-Haus. Bloß bedeutend wärmer.

Ein elementarer Augenblick: Zwei der vier fundamentalen Naturkräfte, ohne deren Feintuning das Universum nicht möglich wäre und die uns beim Bauplan des Bewusstseins schon einmal begegnet sind, geben plötzlich ihre Eigenständigkeit auf. Sie fusionieren. Die elektromagnetische Kraft mit der starken Kernkraft.

Je näher der Urknall rückt, desto ordentlicher wird es im Universum. Eine zunehmende Symmetrie bildet sich. So will es das Standardmodell, dem wir hierher gefolgt sind.

An dieser Stelle ist es Zeit, uns mit der Planck-Sprache vertraut zu machen. Zum einen sind die Sekundenbruchteile vor dem Urknall dazu übergegangen, lieber als Potenz dargestellt zu werden, weil sonst so viele Nullen hinter dem Komma hängen, ehe irgendetwas anderes kommt. Das wäre ähnlich verwirrend und ärgerlich wie beim E-Banking das Ablesen der IBAN, wenn die Zahlen nicht in Vierergruppen unterteilt sind, sondern in einer einzigen langen Wurst dastehen.

Außerdem liegt auch unser Ausflugsziel, die Plancksche Mauer, nur noch einen Hauch von nichts steuerbord voraus. Wir brauchen diese Definitionen:

Planck-Länge: $1{,}616 \times 10^{-35}$ m
(oft auch nur: 10^{-33} Zentimeter)

Planck-Masse: $2{,}176 \times 10^{-8}$ kg

Planck-Zeit: $5{,}391 \times 10^{-44}$ s
(oft auch nur: 10^{-43} Sekunden)

Die Zahl zur Planck-Zeit schreibt sich mit 42 Nullen nach dem Komma:

10^{-43} = 0,000 000 000 000 000 000 000 000 000 000 000 000 000 000 1.

Exakt der Punkt, an dem der Urknall losbricht und unsere Zeitrechnung beginnt.

Auch heißer Urknall genannt. Der kalte Urknall, der eigentliche Punkt null, ist in Wirklichkeit alles, was davor war. Der Ur-Zustand. Die meisten nennen ihn Ewigkeit.

»Meine Damen und Herren. Hier spricht Ihr Kapitän. Gleich werden wir schrumpfen. Wir sind dann alle so klein wie ein Kirschkern im Verhältnis zur Größe der Milchstraße. Also ziemlich klein. Bitte legen Sie Ihre Spezialanzüge an. Viel Spaß bei der Außenmission.«

Die Arche Noah II setzt zur Landung an.

Applaus in der Economy Class.

Wir sind auf ein Milliardstel der Größe eines Atoms eingegangen, haben unsere Eternity-Raumanzüge übergestreift und das Schiff verlassen. Wir erklimmen die Plancksche Mauer im Räuberleiter-Prinzip, einigermaßen flott. Wir sind am Ende dessen, was in der Forschung als Grenze einer *gewissen Gewissheit* bezeichnet wird. Dort, wo wir anstelle von fast nichts gar nichts wissen.

Definitiv ist das hier das Ende unserer Physik. Was von nun an geschieht, entzieht sich den Gesetzen, die wir auf den Kosmos anwenden. Hier sind sie bedeutungslos.

Die Quantenphysiker, Kopf an Kopf mit den Fraktionen String und Teilchen, sind als erste oben auf der Mauer. Herrlich. Wie alle debattieren und diskutieren und streiten. Die Zeit spielt verrückt. Einmal heißt es, die Zeit würde in einer imaginären Form existieren. Dann heißt es, sie würde sich wirr und unberechenbar in alle Richtungen bewegen. Vorwärts. Rückwärts. Einmal gedehnt. Einmal komprimiert. Einmal bliebe sie stehen. Einmal laufe sie wieder. Dann scheint es, sie wäre komplex. So wie komplexe Zahlen in der Mathematik. Mit Längenmaßen verhalte es sich ganz ähnlich: Einmal ist ein Meter ein Zentimeter. Einmal ist er ein Kilometer. Und so weiter. Das Ganze hat ein bisschen was von einem LSD-Trip.

Viele Reisende stehen ratlos daneben und hören einfach nur zu.

Dann kommt dieser Vergleich auf: Es ist wie bei einem Spielautomaten, einem einarmigen Banditen. Wenn die Walzen mit den Herzen und Melonen und Glocken und Kirschen stillstehen, wissen wir nicht, wie es mit der Energie aussieht.

Und wenn wir die Energie messen, wissen wir nicht, wie es den Herzen und Melonen und Glocken und Kirschen gerade ergeht. Das erinnert an die Geschichte mit den Quanten und Herrn Heisenberg und seiner Unschärferelation.

»Das könnte«, meint jemand, »so ziemlich genau dem Urzustand des Universums entsprechen. Vor dem Big Bang.«

»Dort unten herrscht der pure Quantensturm«, meint ein anderer. Der Blick hinab in ein tosendes Zentrum. Ein Ozean, der vor sich hin brodelt und köchelt, voller Turbulenzen, die alles verzerren und zerwühlen. Wohin das Auge reicht, nichts als Deformierungen von Raum und Zeit. Dimensionale Verwerfungen.

»Trotzdem ist schon alles da«, sagt jemand. »Die Hardware unseres Seins.«

Parallelwelten und Supersymmetrie

Überhaupt werde unsere ehemalige Raumzeit hier in ihre Bestandteile zerlegt. Und noch mehr. In so kleine Stückchen, dass sie irgendwann an die Grenze des noch Teilbaren stoßen. Das hätte zur Folge, dass diese Teilchen anfingen, eine körnige Struktur aufzuweisen. Schaumig womöglich. Ein Quantenschaum.

»Alles sehr verwirrend«, sagt ein älterer Herr.

»Strings gibt es dort drüben sicher keine mehr«, murmelt ein anderer. Kein Protest.

»Stringtangas auch nicht«, sagt ein Lustiger. Niemand reagiert.

Stattdessen scheint stiller Konsens über einen Kompromissvorschlag zu herrschen: Die Strings dort drüben, die keine mehr sind, ähneln sogenannten magnetischen Monopolen. Das sind hypothetische Teilchen, die wie ein einpoliger Magnet funktionieren.

Es fallen jede Menge Fachbegriffe. Leuchtende Augen bei diesem Wort: Supersymmetrie. Die Vereinigung der vier Naturkräfte zu einer einzigen Ur-Kraft. Die Ur-Mutter, die ihre vier Kinder eines Tages ausschickt, um die Welt zu regieren.

Ein Bub zeigt auf. »'tschuldigung.« Ja? »Ich hab da was in der Schule gehört. Einen Satz. Der geht so: Am Anfang war die Information.« So ist es.

Für einen kurzen Moment kehrt Stille ein. Als besäße dieser Satz eine allgemeingültige Kraft, der sich niemand entziehen kann. Dann fallen neue Schlagworte. Jetzt geht es in Richtung Parallelwelten. Das Multiversum.

Wieder wird Platon herangezogen. Der Schöpfer, meinte er, habe diese einzige, bestmögliche Welt geschaffen. Nach dem Vorbild seiner eigenen Natur. Alles, was sonst an Zusatzwelten ins Spiel gebracht werde, sei nichts als eine Kopie.

Sein etwas älterer Zeitgenosse Demokrit, der mit dem ersten Atommodell, hatte noch eine Welt aus exakt 183 Teilwelten gesehen. Die Vorstellung war so: Das Universum als ein gleichseitiges Dreieck, dessen jede Seite für sich sechzig Welten bildet. Die drei Eckpunkte ergeben die übrigen. Summe: 183.

Im Mittelalter war die Einwelttheorie der letzte Stand der Dinge. Auch für René Descartes war nur eine Welt vorstellbar. Kant wiederum sprach dem Weltenerbauer zwar die prinzipielle Möglichkeit zu, beliebig viele Universen in die Welt zu setzen, doch habe er davon keinen Gebrauch gemacht. Aus gutem Grund: Bestünden mehrere Welten nebeneinander, müssten sie zwingend miteinander verbunden sein. Weil Verbundenheit Harmonie bewirke, die wiederum ein unverzichtbarer Aspekt von Vollkommenheit sei.

Ohne Verbundenheit keine Harmonie. Ohne Harmonie keine Vollkommenheit.

Und dann kam die Moderne mit ihrer Singularität. Und mit den Modellen, unser Universum könne auch nur der Auswuchs einer von vielen Raumzeitblasen sein. Ein Luftbläschen. Wie ein einziges, großes Ein- und Ausatmen. Von einem Nullpunkt zum anderen. Und von da war es auch nicht mehr weit zu diesem Bild: Wir sind nur ein Hologramm.

Die Vorstellung, unser gesamtes Universum könnte ebenfalls ein Hologramm sein, wie wir das am Anfang gehört haben, ist nicht neu. Sie wird nur immer wieder aus der Kiste geholt, abgestaubt, aufgepeppt und neu präsentiert. Schon Stephen Hawking hat an so einer Theorie mitgewirkt. Und er war nicht der Erste. Für uns Menschen und unsere Wahrnehmung der Welt hieße das: Entweder ist alles sowieso eine einzige, große Illusion. Willkommen in der Matrix. Oder es ist eine von zwei Möglichkeiten, die Wirklichkeit zu betrachten. Einmal zweidimensional wie auf einem Bildschirm. Oder doch dreidimensional.

Interessanterweise kommt auch bei diesem absoluten Hightech-Modell immer wieder der Name Platon ins Spiel. Sein Höhlengleichnis. Er stellt das menschliche Dasein als ein Leben in einer Höhle dar. Die Menschen sitzen da, gefesselt, und starren dumpf auf die eine Wand vor sich. Andere Teile der Höhle, andere Wände, können sie nicht einsehen.

Im Rücken der Menschen prasselt ein Feuer. Alle Gegenstände, die davon bestrahlt werden, werfen ihre Schatten auf die Wand vor den Menschen. So sind die Dinge unserer Welt nichts als Schattenbilder. Die Menschen halten sie aber für real. Nichts anderes, bloß in der Version 4.0, besagt die Theorie eines Universums als Hologramm.

Auch die Stringtheorie macht davon Gebrauch. In einer Sondervariante der ohnehin schon recht absonderlichen Grundvariante. Darin ist von einem Multiversum die Rede. Es besitzt unzählige Raumzeitblasen. So viele, wie es für die dafür notwendigen Gleichungen auch mögliche Lösungen gibt. Das wären dann in etwa 10500. Diese Zahl in der ausgeschriebenen Version ersparen wir uns.

Was zählt, ist: Jede einzelne Lösung könnte für ein eigenes Universum stehen. So die Theorie. Natürlich verfügt jedes über sein ganz spezielles Mischverhältnis der Naturkräfte und Naturkonstanten. Meist wäre dieses Feintuning so mangelhaft, dass die Universen nicht weit kämen, sondern gleich wieder kollabierten. Zum Beispiel weil ein Übermaß an Schwerkraft herrscht.

Kombiniert mit einer der mittlerweile zahlreichen Hologramm-Theorien, ergebe sich ein brauchbares Bild. Der allererste Spott erfolgte dazu wieder einmal aus den eigenen Reihen. »Dieses Modell«, hieß es, »beschreibt alle möglichen Universen. Nur nicht das eine, in dem wir leben.«

So oder so zehrt die Theorie davon, dass alle Daten über das Universum gleichsam nach dem Hologramm-Prinzip abgespeichert wären. Eine Codierung unvorstellbaren Ausmaßes. Die Grundannahme erscheint gar nicht so unvernünftig: Unsere gesamte physikalische Welt besteht aus Information. Das, was wir als Materie oder Energie kennen, ist nichts weiter als ein Oberflächenphänomen. Die Welt-als-Hologramm-Vorstellung geht aber weiter. Diese Information müsse wie auf einem Computerchip abgespeichert sein. Ein ziemlich großer. Möglicherweise sogar fast so groß wie das Universum selbst. Dabei gibt es die kuriosesten Berechnungen, wie viel Information ein Chip in unserer Welt maximal aufnehmen könne.

Um es abzukürzen: Diese Kapazitätsobergrenze wurde am Beispiel der Schwarzen Löcher errechnet. Aufgrund ihrer Fähigkeit, enorme Mengen von Materie und damit auch Daten zu verschlingen. Irgendwann ist aber auch so ein Schwarzes Loch satt. Und bei den Hologramm-Chips des Universums soll es genauso sein. Wird die Obergrenze überschritten, passiert im Wesentlichen das Gleiche wie bei der Geburt eines Neutronensterns: Die Sonne kollabiert unter ihrem eigenen Gewicht und stürzt in sich zusammen. So könnte es uns in einer Welt als Hologramm auch ergehen. Sagt die Theorie.

Jetzt wird allen klar, warum wir uns an der 380.000-Jahr-Mauer länger aufgehalten haben. Die Hologramm-Fetischisten haben ordentlich Wind gemacht. Und erst als immer mehr Stimmen laut wurden, sogar aus Physikerkreisen, wer denn nun diese Codierung vorgenommen haben könnte, wer diesen universellen Hologramm-Code geschrieben haben soll, war Ruhe. So weit wolle man sich nicht aus dem Fenster lehnen. In Richtung Schöpfer. Dann lieber doch die alte Urknall-Version. Fürs Erste, bis wir mehr wissen.

Aber da ist etwas.

Der Atemhauch der Ewigkeit

Ein paar Reisende wissen es mit Sicherheit. Andere können es fühlen. Manche vermuten es. Andere halten es für möglich, geben es aber nicht zu.

Da ist etwas.

Nimmt man Zeit und Raum weg, legt man die Koordinaten beiseite, die etwas bestimmen sollen, bewegt man sich zur Hardware der Existenz.

Und dann weiß jeder bei sich: Seit dem Urknall war sie da. Die Information, die in allem steckt, in jeder Zelle, jeder Faser, jedem Teilchen Ewigkeit.

Ein Oldschool-Urlauber hat einen Brockhaus mit. Schlägt ihn auf und liest laut vor:

»In der christlichen Glaubenslehre kommt Ewigkeit im eigentlichen Sinn als Sein über der Zeit ohne Anfang und Ende nur Gott zu. Ewigkeit im Sinn von Dauer ohne Ende nach einem Anfang kommt den menschlichen Seelen und den reinen Geistern zu. Die übrige Schöpfung ist endlich und damit Wandel und Auflösung unterworfen.«

Ewigkeit als Sein über der Zeit ohne Anfang und Ende.

Und jetzt ist klar: Wenn wir schon von Anfang an, vom Urknall, dabei waren – warum sollten wir nicht nach der Gütertrennung des Todes ebenfalls dabei bleiben?

Diese Reise ist nichts anderes als die Geschichte unserer Hardware.

Alle Zeitreisenden atmen tief ein und aus.

Mit der Ewigkeit in den Lungen und dem Wissen im Herzen kehren sie zurück zum Schiff.

Alle nehmen Platz in der Arche Noah II.

Und nochmals stimmt jemand an:

»Vernimm's, und siehe die Wunder der Werke.
Die die Natur dir aufgestellt!
Verkündigt Weisheit und Ordnung und Stärke
Dir nicht den Herrn, den Herrn der Welt?«
Es geht zurück ins Heute.
Weil es keine Zeit gibt, dauert der Flug keine Sekunde.
Ohne Verzögerung sind alle wieder daheim.
Zurück in unserer Welt.
Landung im Jetzt.
Wieder Applaus in der Economy Class.
Einer der Theologen zitiert:
»Die Sonne tönt, nach alter Weise,
In Brudersphären Wettgesang,
Und ihre vorgeschrieb'ne Reise
Vollendet sie mit Donnergang.
Ihr Anblick gibt den Engeln Stärke,
Wenn keiner Sie ergründen mag;
die unbegreiflich hohen Werke
Sind herrlich wie am ersten Tag.«

Ein leises Lächeln umspielt die Mienen der Angekommenen.

Die Passagiere lösen die Gurte, stehen auf und greifen nach dem Handgepäck.

»Wir sind wieder da«, sagt eine Frau, »wer hätte das gedacht. So weit sind wir gereist, so viel haben wir erlebt. Wir sind an die Grenzen gegangen und darüber hinaus.« Alle nicken, verabschieden sich, schönen Tag noch.

Ein Mädchen schaut seinen Vater an und fragt beim Aussteigen: »Du, Papa, die Frau hat immer gesagt: Wir, wir. Was meint die? Wer sind wir?«

Wer wir sind

Wir hatten bei der Rückreise ein bisschen Übergepäck. Weil die Gedanken, die wir nach Hause mitgenommen haben, an sich schon nicht leicht waren. Und dann sind da noch ein paar neue, gravierende Überlegungen dazugekommen, die wir jetzt daheim auspacken, bevor wir uns auf die Couch legen und das Hirn in die Arbeit schicken.

Die Frage nach dem Ich. Egoisten gegen Holisten. Die einen sehen das Ich und sein Gehirn als Maß aller Dinge. Die anderen sehen das Universum als Ganzes und sich darin aufgehen.

Bei der Suche nach dem Ich landet man nicht nur beim Wer, sondern unwillkürlich beim Was. Was bin ich?

Es gibt zwei große semitische Mythen, die das beschreiben. Die erste, augenscheinlichste hat sich schon abgezeichnet. Wir sind Abbild. Nach Seinem Abbild geschaffen.

Die Spiegelung des Schöpfers.

Menschen besitzen von Natur aus eine theopoetische Kompetenz. Deshalb können sie über die Gottfrage überhaupt einmal nachdenken. Ein Tausendfüßer tut sich schwer mit so etwas, der rennt und rennt und rennt. Einem Specht ist das auch nicht gegeben, der fliegt und fliegt und fliegt. Ein Schimpanse sinniert ebenso wenig über einen Weltenbaumeister, er macht Uh-Uh-Uh! und schnappt sich ein Weibchen. Der Mensch aber kann versuchen, das zu verstehen. Natürlich ist das alles eine Glaubenssache. Aber das ist das Gegenteil auch.

Wir haben Ludwig Feuerbach schon kennengelernt. Seine Kritik an der Religion bestimmte eine ganze Epoche. Er war allerdings so kritisch, dass er sogar seine eigenen Aussagen bezweifelte. Jedenfalls gab er 1830 die Schrift *Gedanken über Tod und Unsterblichkeit* heraus. Anonym. Ein Leben nach dem Tod gäbe es nicht. »Der Tod ist daher die ganze, die vollständige Auflösung deines ganzen und vollständigen Seins.« In Feuerbachs Vorstellung gab es keine Seele. Der Körper löste sich mit dem Ende auf, wie in Salzsäure gelegt, und tschüss. Den Gottglauben bezeichnete er als selbstsüchtig. Gott sei eine Projektion. Eine Fata Morgana der Furcht, die vorgaukelt, es gäbe ein Leben danach. Um dem Tod den Schrecken zu nehmen. Weil nachher eben nichts mehr wäre. Sense, Ende, aus die Maus.

Feuerbach nimmt Maß an dem rein mesokosmischen Bewusstsein des Menschen – genau das wird zum Maß aller Dinge – anthropologisch. Der Gedanke gegen Feuerbach und die überzeugten Verweigerer: Die Wirklichkeit ist ganz anders, besonders aufgebaut. Der Mensch empfindet Ewigkeit und Transzendenz. Er kann sich dagegen verwehren, das Gefühl unterdrücken und letzten Endes abschalten. Aber es ist von Anfang an da wie alles andere. Der besondere Sinn.

Er empfindet ihn deshalb, weil ihm das Abbild eingegeben ist. Ein Geschenk, das ihm die Schöpfung mit auf den Weg gegeben hat. Ein Taschenspiegel, den man gern in schlechten Zeiten aufklappt, in den man schaut und mehr darin sieht. Deswegen haben vor mehr als dreitausend Jahren die jüdischen Weisen eine Erleuchtung festgeschrieben. Nach Seinem Ebenbild formte Gott den Menschen. Ein Abbild, das den Schöpfer in sich trägt und deswegen nach ihm fragen muss.

Das Antlitz der Seele. Die Silhouette der Schöpfung. Alles.

Mehr als nur Stoffwechsel, Sinneseindrücke und Körper – Megalopsychos sehen mehr.

Das Wunderbare: In diesem überlangen Spielfilm der Universums – er beginnt als Action Movie, entwickelt sich zu einem Katastrophen-Blockbuster, mündet in einen Fantasy-Streifen, geht weiter als Mittelalter-Schinken, als Drama, Lovestory, jetzt gerade als Komödie und wird später zum Experimentalfilm –, in diesem Director's Cut der Ewigkeit sind wir keine Statisten. Wir sind am Set. Wir spielen mit. Die ganze Offenbarung muss etwas Menschliches an sich haben. Das Subjekt ist Mitspieler. Jeder ist Teil der Offenbarung. Weil der Mensch Abbild ist.

Und übrigens: Wenn in der Geburtssekunde des Universums – in der singulären Information – alles bereits enthalten sein musste, also auch wir, warum soll das beim Tod abrupt beendet werden? Warum soll es in transformierter Weise nicht so bleiben, wie es war? Warum soll man dem Tod einen Vernichtungscharakter einreden, anstelle ihn als bloßen Kostümwechsler zu sehen?

Und ist es nicht auch die immer erwähnte, eingebildete Rettung, die man sich in eigener Sache vormacht? Dafür gibt es in den glaubensentleerten Gebieten zu viele Menschen, die auch ohne diese Einbildung nicht unglücklich leben.

Trotzdem: Wir sind Abbild des Schöpfers, und das erklärt auch, dass wir nach ihm fragen. Selbst wenn es so wäre, wie der Primatenforscher Volker Sommer in seinem jüngsten Streitgespräch mit der Physikerin Barbara Drossel argumentierte, dass Konzepte wie Ziel, Plan und Zweck Vorstellungen sind, die Menschen gemacht haben. Die wir einfach benutzen müssen, weil wir nicht anders denken können und dabei Gott erfinden. Für den religiös Sensiblen ist das kein Gegenargument. Denn wir tragen Sein Abbild in uns und fragen deshalb auch nach Ihm. Dem wäre auch so, wenn es Milliarden von Paralleluniversen gäbe. Wenn wir solche Hypothesen für möglich halten, dann ist die Wahrscheinlichkeit, dass der Tod nur eine Gütertrennung ist und wir in einem anderen Universum weiterleben, höher.

Wir sind Elektronik

Die *BILD* hat am 20. April 2005, einen Tag nach der Wahl Kardinal Ratzingers zum christlichen Oberhaupt, auf der Titelseite in Riesenlettern geschrieben: Wir sind Papst!

Das ist so nicht ganz richtig. In Wahrheit müsste es heißen:

Wir
sind
Elektronik!

Und damit ist alles mit allem verbunden. Die Hardware unseres Lebens begann mit dem Urknall. Die Software des Lebens beginnt bei der Zeugung. Jedes Leben ist Elektronik und hinterlässt seine Abdrücke im Kosmos. Deswegen widmet Gott dem geringsten Geschöpf die gleiche Sorge wie dem größten und dem Universum:

> *Welchen Wert hat schon ein Spatz? Man kann zwei davon zum Spottpreis kaufen. Trotzdem fällt keiner vom Himmel, ohne dass euer Vater davon weiß.*
>
> – Matthäus 10,29

Beim Sezierkurs hat sich oft die Frage gestellt: Was unterscheidet die am Seziertisch liegende, tote Hand von unserer lebendigen? Vieles, aber ein Unterschied scheint elementar zu sein. Der Elektronenfluss. Im toten Gewebe gibt es ihn nicht. In der lebendigen Hand ermöglicht er letztendlich das, was wir Leben nennen. Bewegung, Muskelkontraktion, Sinneseindrücke, Schmerzempfindungen und Denkfähigkeiten.

Und darin ruht auch der Sündenfall. Weit mehr als nur ein Kopierfehler, der das großartige Informationskonzept des Urknalls pervertierte und das Sein auf Kosten des anderen programmierte.

Mit der großen Verbundenheit und dem Wissen ließe sich ja ein wunderbar ausgeglichenes Leben führen. Allerdings: Das Prinzip des Lebens ist der Elektronenraub. Das große Fressen im elementaren Bereich. Das geht hin bis zum Kapitalismus. Das ist die Grundlage des Lebendigen, das eben leider schiefgelaufen ist.

Das ganze Leben ist ein Raub.

Um hier vernünftig ermitteln zu können, muss das Hirn, das wir in die Arbeit geschickt haben, ein paar zusätzliche Untersuchungen anstellen. Recherche ist durch nichts zu ersetzen. Wir finden zu Arthur Schopenhauer, vom Schreibstil her nicht unbedingt der Einfachste, allerdings die gefallene Schöpfung erahnend:

»Im unendlichen Raum zahllose leuchtende Kugeln, um jede, von welchen etwa ein Dutzend kleinerer, beleuchteter sich wälzt, die inwendig heiß, mit erstarrter, kalter Rinde überzogen sind, auf der ein Schimmelüberzug lebende und erkennende Wesen erzeugt hat: – dies ist die empirische Wahrheit, das Reale, die Welt.«

Das stammt aus seinem Hauptwerk *Die Welt als Wille und Vorstellung,* Zweiter Band, 1. Kapitel, unter der Überschrift: Zur idealistischen Grundansicht. Das ist eine Ansage.

Schopenhauer sieht die Erde, den Kosmos, einerseits als Ausdruck eines großen Willens. Eines Prinzips kosmischer Existenz, das für unser Dasein verantwortlich ist. Andererseits als unsere individuelle Vorstellung. Als Produkt der Fähigkeit, mit mentaler Kraft Dinge zu erkennen. Menschen, Tiere, Pflanzen, aber auch Steine und jede Form lebloser Materie sind Teil dieses Prinzips. Und wir Menschen letztlich nichts als Abkömmlinge eines Schimmelüberzugs, der die Erdkruste umspannt und uns ausgespuckt hat. Wir Schimmel-Kinder gewissermaßen. Kleine oder größere Räuber. Nicht unbedingt schmeichelhaft.

Woraus sich diese Materie im Detail zusammensetzt, wusste Schopenhauer 1819 noch nicht. Die aufstrebende Naturwissenschaft hatte noch keinen Schimmer von diesen Elementarteilchen, die heute Teil unseres Weltbildes sind: den Elektronen. Sie wurden erstmals 1874 beschrieben. Von George J. Stoney, der sie als elektrische Ladungsträger identifizierte. Den Platz der Elektronen in den Atomen kennen wir noch aus der Schule. Das alte Niels-Bohr-Modell, das immer auch an das System der Planeten erinnert. In der Mitte der Kern und in verschieden weit entfernten Umlaufbahnen die Elektronen. Manche weiter innen. Manche ganz draußen, bereit, auf fremde Bahnen zu wechseln, sich anderswo zu binden. Eine elegante, einprägsame Konstruktion, die der dänische Physiker seinerzeit unters Volk brachte.

Heute gilt das Elektron nicht mehr als klassisches Teilchen. Nicht in der Welt der Physik. Es ist vielmehr ein sogenanntes Quantenobjekt mit der seltsamen Eigenschaft, zugleich ein Teilchen und eine Welle zu sein. Teilchen heißt: fixer Platz. Welle heißt: in Bewegung. Auf gut Deutsch: gleichzeitig unterwegs und auch wieder nicht. Wie ein Partylöwe am Sprung.

Entscheidend ist der Elektronenfluss. Gemeint ist die Wanderschaft von einem Atom zum anderen. Das Bilden neuer Moleküle. Die Weitergabe von Energie im freien Warenverkehr. Nicht der Elektronenfluss in Festkörpern. Nicht der zwischen den festen Gitterstrukturen der Metalle, der sich elektrischer Strom nennt. Elektrizität. Erzeugt durch jene Elektronen, die sich innerhalb der Metalle bewegen können, also innerhalb eines abgeschlossenen Systems von Materie fließen.

Woher die ersten Elektronen ins Universum kamen, als der Urknall die Expansion des Universums in Gang gesetzt hat, wissen wir nicht. Auch daran beißt sich die Wissenschaft die Zähne aus. Egal welche Fachliteratur man hernimmt – sobald es hin zum Urknall geht, wird der Augenblick, als das erste Elektron auf der Bildfläche erscheint, nonchalant übergangen. Elektronen waren auf einmal da, ja servus. Und mit ihnen im Wettkampf um die Bildung von Materie die Protonen, Neutronen und Photonen. Gleichsam aus dem Nichts.

In der Bibel steht:

»Die Erde aber war wüst und leer, Finsternis lag über der Urflut und Gottes Geist schwebte über dem Wasser. Gott sprach: Es werde Licht. Und es wurde Licht.«

– Genesis, 1,2–3

Wüst und leer. Auf Hebräisch: tohu wavohu. Ein Tohuwabohu also aus heutiger Sicht. Chaos, Unordnung. Ursprünglich bedeutete es: Wüstheit (tohu) und (wa) Leere (vohu). Nichts war da. Und dann kam das Licht. Die Photonen. Und dann kam das Wasser. Wasser und Licht gemeinsam sind die Eckpfeiler des Lebens.

Nicht dass die Menschen, die das Alte Testament seinerzeit niederschrieben, eine Ahnung von Photonen gehabt hätten. Eine universelle Vorstellung dürften sie sehr wohl in sich getragen haben. Immerhin waren sie ja Gottes erste Liebe.

Manchmal ist eben erst der Gedanke da; mit der Zeit formt sich der Gedanke zur These, irgendwann wird die These bestätigt und als Wahrheit anerkannt.

Das ist der Lauf der Dinge.

Eines können wir mit Bestimmtheit sagen: Elektronen sind unverzichtbar für unser Leben. Elementar und fundamental. Sie fließen von einem Molekül zum anderen. Sie wandern von einem höheren auf ein niedrigeres Energieniveau. Sie stellen die Energie bereit, die eine unverzichtbare Voraussetzung für alle Vorgänge von Leben sind.

Diese primäre Energie erhalten wir von der Sonne. Erst ihre Fusionsfreude, Wasserstoff in Helium zu verwandeln, hat der Idee von Leben zum Durchbruch verholfen. Sie liefert die energiereichen Lichtstrahlen. Licht und Wasser. Kernelemente, damit ein Prozess wie Photosynthese überhaupt funktioniert. Nur so werden Kohlenwasserstoffverbindungen in der pflanzlichen Zelle erzeugt. Und das Abfallprodukt Sauerstoff.

Gute Chemie zwischen den Teilchen

Am Anfang war die Information. Aber gleich danach – was sind für das Universum schon ein paar Zehntausend Jahre – war der Wasserstoff. Und mit jedem Wasserstoffatom dieses eine Elektron. Mehr hat der Wasserstoff in seiner ursprünglichen Form nicht aufzubieten. Aber dieses eine Wasserstoffelektron hat es in sich. Es eignet sich einzigartig dazu, auf Wanderschaft zu gehen oder abgegeben zu werden, um anderswo Aufnahme zu finden. Es geht ein molekulares Bündnis ein.

Das führt uns wieder zum Periodensystem. Und dort zu den acht Hauptgruppen: Alkalimetalle (1), Erd-Alkalimetalle (2), Borgruppe (3), Kohlenstoff-Silicium-Gruppe (4), Stickstoff-Phosphor-Gruppe (5), Chalkogene (6), Halogene (7), Edelgase (8).

Sauerstoff ist in der sechsten Gruppe, im Club der Chalkogene: Ihre Mitglieder kennen wir als Erze oder Mineralien. Tellur. Polonium. Selen. Und als Schwefel. Dass ausgerechnet diese beiden Elemente, Sauerstoff und Schwefel, sich in Allianz gemeinsamer Zugehörigkeit befinden, ist schon bemerkenswert. Man sieht gleich, warum.

Am Anfang also die Information. Dann kam der Wasserstoff mit seinem einen Elektron. Und von hier, bedingt durch steten Elektronenfluss, ging es voran mit der Evolution der Elemente und der Entwicklung des Lebens. Aus Wasserstoff mach Helium. Aus Helium Beryllium. Aus Beryllium Kohlenstoff. Dann Sauerstoff.

Wasserstoff. Symbol: H. Ordnungszahl: 1. Mitglied der ersten Hauptgruppe.

Das erscheint trotz allem verwirrend. Immerhin stehen dort die Alkalimetalle, die erst lange nach ihm entstanden. Von Lithium bis Rubidium. Zwar weist der Wasserstoff ähnliche Eigenschaften auf wie die Gruppengenossen, ist aber weder metallisch noch fest. Dennoch ist diese menschliche Zuordnung auf gewisse Weise fundamental. Sie hat sich schlichtweg eingebürgert.

Sei's drum. Wasserstoff ist das leichteste Element von allen, hat die geringste Atommasse. In seiner atomaren Ur-Form kommt er auf der Erde üblicherweise nicht vor. Nur wenn wir ihn künstlich erzeugen. Irdisch tritt er in dieser altbekannten Form auf: H_2.

Paart er sich als H_2 mit Sauerstoff, spendet er Erfrischung in Form von Wasser. H_2O.

»Zwischendurch solltest du Wasser trinken«, sagt das Hirn an den Körper, »tut dir gut.«

»Danke«, sagt der Körper zum Hirn, »ich vergess' das leider oft untertags, so im Stress, weißt?«

Wasser ist höchstwahrscheinlich durch abiotische, also unbelebte Vorgänge entstanden. Durch Interaktion mit eisenhaltigem Basalt. Basalt ist einer von zwei Hauptbestandteilen der ozeanischen Erdkruste. Der andere heißt Gabbro, quasi das Pendant als Tiefengestein.

Genau dorthin müssen wir. In die Tiefe des Ozeans. Zurück zu den Schwarzen Rauchern. Diese qualmenden, bizarr anmutenden Schlote Tausende Meter unter der Meeresoberfläche, die uns auf der Reise in die Ewigkeit begegnet sind. Blicken wir tief hinein in die Kanäle der Schwarzen Raucher. In die Erdspalten, in die vor Jahrmilliarden Wasser eindrang, um auf glühend heiße Lava der hochaktiven Unterwasservulkane zu treffen, darin chemisch zu reagieren und wieder emporzusteigen. 300 bis 500 Grad heiß bei der Wiederkehr aus der Tiefe. Was geschah dort unten? Wie brachten die Elektronen das Leben in die Gänge?

Wir wissen: Elektronen in Metallen wie Eisen fließen zwar, sind aber innerhalb der Gitterstrukturen gefangen. Anders, wenn Eisen oder jedes andere Metall stark erhitzt wird. Wie im Eisenkern unserer Erde. Dann können Elektronen austreten. Sie werden zu freien Elektronen, die auf Wanderschaft gehen.

Was außerdem in den Untiefen der Urmeere geschah: die geniale Umwandlung von Stickstoff in Ammoniak. Dafür braucht es enormen atmosphärischen Druck. Genau den finden wir in mehreren Tausend Metern unter Wasser vor. Diese Metamorphose geht dann ziemlich hurtig: keine 15 Minuten.

Wir befinden uns nach wie vor in den Schwarzen Rauchern, konkret an ihren Ausgängen ins Meer. Das Wo wäre also geklärt. Rätselhaft ist bis heute, wie die ersten Cyanobakterien entstanden sind. Da waren die Laborversuche eines gewissen Stanley Lloyd Miller. Sie handelten von der Bildung von Aminosäuren. Und von diesem Missing Link der Biologie, ehe es weiter hinauf ging auf der Leiter der Evolution. Erst chemisch. Dann biologisch. Schritt für Schritt. Natürlich mit dem einen oder anderen Fehlversuch, wie es das Wesen der Evolution nun mal ist. Aber immer, auch das eine Grundeigenschaft, mit sehr konkretem Ziel:

Die Weiterentwicklung auf eine höhere Stufe.

Im Zeitraffer: Ewigkeit. Ur-Knall ohne Knall. Wasserstoff. Helium. Kohlenstoff. Sauerstoff. Eisen. Vulkan. Schwarze Raucher. Aminosäure. Archaeen (Zellkernlosen). Eukaryoten (Lebewesen mit einem Zellkern). Erster Unterwassersex und Geschlechtertrennung. Fische. Amphibien. Säugetier. Mensch.

Name des Evolutionsmotors von der ersten Sekunde weg: Elektron.

Am Anfang war die Information. Gleich danach kam das Elektron.

Das heißt: Wir sind Elektronik. Das Leben ist Elektronik. Elektronik ist das Leben.

So vielfältig die unterschiedlichen Untersysteme im Obersystem Mensch auch sein mögen – sie alle stützen sich auf eine gemeinsame Basis, schauen auf einen gemeinsamen Ursprung zurück. Den Fluss von Elektronen. Elektronik in Reinkultur.

Die wichtigste Leistung, vor allem weil sie das Leben im menschlichen Körper vorantreibt, vollzieht sich in den Mitochondrien. Den Kraftwerken unserer Zellen. Bekannt sind sie erst seit etwas mehr als sechzig Jahren. Evolutionär betrachtet sind sie uralt. Mit den Eukaryoten kamen auch sie bald in die Welt. Die Vorgänger der Eukaryoten, die Zellkernlosen, hatten noch keine Mitochondrien. Kaum entstanden, erwiesen sie sich als wahre Wunderwerke.

Bei der Vergrößerung im Elektronenmikroskop bekommen wir ein Bild von ihnen. Ein Mitochondrion sieht aus wie ein von Hand gezeichneter, ziemlich verwackelter Kreis, den eine Reihe von genauso verwackelten waagerechten Strichen durchläuft. Ein Smiley mit sechs oder sieben parallelen Mündern.

In besonders stoffwechselaktiven Zellen wie in der Leber finden sich bis zu 2.000 dieser Mitochondrien. Und zwar in jeder einzelnen Zelle. Unermüdlich wird in den Mitochondrien Energie in winzigste Teilchen filetiert und in Leistung umgesetzt. Das passiert elektronisch. Mithilfe der Elektronen. Verdauen wir Nahrung, werden aus Kohlenhydraten oder aus Aminosäuren und Fetten Wasserstoffatome herausgespalten, die vor Energie nur so strotzen, um – gemeinsam mit ihren Elektronen – in die Mitochondrien transportiert zu werden.

Dort spielen die Elektronen Wasserfall. Vergleichbar mit den Vorgängen in einem Wasserkraftwerk, wo Wassermengen aus dem Stausee hinabstürzen, in die Turbinen gelangen, sie antreiben und so Strom erzeugen. Auch die Elektronen fallen von oben nach unten. Vom höheren Level auf ein niedrigeres. So werden biologische Prozesse und Reaktionen in Gang gesetzt.

»Wunderbar«, sagt das Hirn zum Körper. »Hätt' ich mir nie gedacht, was da so alles passiert, ohne dass ich was tun muss.«

»Gell, da schaust«, sagt der Körper zum Hirn.

»Ruhe, bitte«, sagt das Hirn, »ich muss mich weiter konzentrieren.«

Auf ganz besondere Weise finden wir diese biologische Reaktion in unserem Gehirn. Letzten Endes ist das Bewusstsein, oder besser: der Bewusstseinsstrom, nichts anderes als die Veränderung von Spannungszuständen. Wir reden hier von rein physiologischen Prozessen. Von der Möglichkeit, Botschaften von einem Neuron zum nächsten weiterzureichen. Die grauen Zellen schicken sich quasi ständig WhatsApp-Nachrichten.

Bewusstsein: Folge der Elektronik

Umgelegt auf das Bewusstsein von Menschen und anderen Lebewesen heißt das: Bewusstsein wird zwar in den Neuronen des Gehirns generiert, den Lebensursprung hat es aber schon vorher. Beim einzelnen Menschen dort, wo Elektronen erstmals zu fließen beginnen. Wo das männliche Spermium mit der weiblichen Eizelle eine Liaison eingeht. Genau hier beginnt unsere elektronische Existenz, die Software, sich auf gewisse Art zu materialisieren. In unserem Körper. Später. Wenn der Körper auf die Hardware der Elemente zurückgreift, deren Konzeption bereits im Urknall ruhte. Als messbarer Reiz in den Nervenzellen. Vorangelegt als Ur-Information ist es da seit den Anfängen von Raum und Zeit.

Bewusstsein entsteht vor allem durch Bewegung. Durch Ortswechsel. Weil wir Menschen wie die Tiere über ein geniales System verfügen. Ein Navi im Gehirn. Ein inneres GPS, wie es das Nobelpreis-Komitee in Stockholm 2014 in seiner Würdigung nannte. Eine Fähigkeit, die uns neue Orte auf einer Vielzahl innerer Landkarten abspeichern lässt. Wie auf einer Weltkarte zu Hause im Wohnzimmer, auf der bunte Pins stecken, als Zeichen, wo man schon gewesen ist. Eine Fähigkeit, die einem obendrein ein Gefühl für Distanzen gibt.

Die Erkenntnis darüber beruht auf vier Jahrzehnten Grundlagenforschung. Vorreiter war in den 1960er-Jahren der amerikanisch-britische Neurowissenschaftler John O'Keefe vom University College London. Dafür nahm er den Hippocampus von Ratten unter die Lupe, das, was man als Schaltstelle zwischen Kurz- und Langzeitgedächtnis kennt. Und dabei entdeckte er die sogenannten Place Cells, Platzzellen.

Im Prinzip funktioniert es wie das Schießen von Fotos mit dem Smartphone. Nur dass die Aufnahmen als Neurone abgespeichert werden. Neuer Ort, neue Nervenzelle. Oder neuer Pin auf der Weltkarte. In der Früh das erste Mal im neuen Café, weil das alte zugesperrt hat. Am Abend das erste Mal in der Wohnung der netten neuen Nachbarin. Heute Wien. Morgen Berlin. Jedes Mal neue Neurone. Für jeden einzelnen Ortseindruck, den das Auge liefert.

Mitte der 2000er-Jahre setzte das dänische Forscher-Ehepaar May-Britt und Edvard Moser der Entdeckung O'Keefes noch eins drauf. Auch sie arbeiteten mit Ratten und fanden Gitterzellen. Aber nicht im Hippocampus, wo die Place Cells abgelegt sind, sondern im sogenannten *entorhinalen Cortex*. Der liegt am medialen Rand des Schläfenlappens und steht in enger Kooperation mit dem Hippocampus. Die zwei können gut miteinander.

Weiterer Unterschied: Anders als die Ortszellen werden Gitterzellen nicht nur dann aktiv, wenn das Tier sich an einem bestimmten Ort befindet und dort überprüft, ob es diese Ecke der Welt schon mal gesehen hat oder doch ein neues Neuronen-Foto schießen muss. Die Gitterzellen im Gehirn feuern unentwegt drauflos. Sie sind Knotenpunkte eines

Sechsecks, das aussieht wie ein Raster. Eine Art Spinnennetz mit Ecken und sehr unterschiedlichen, stets variierenden Seitenlängen. Einmal nur ein paar Zentimeter lang. Dann wieder mehrere Meter.

Das Raster ist so simpel wie genial: Die Augen liefern dem Hirn ein Bild der Umgebung. Das Gehirn legt das Raster darüber. Grandioser Effekt: ein Gefühl für Distanzen. Orts- und Gitterzellen gemeinsam erklären unter anderem so rätselhafte Vorkommnisse wie Hunde, die über Hunderte Kilometer wieder nach Hause finden.

Später wurden die Experimente an Fledermäusen und Affen fortgesetzt, um den Effekt im dreidimensionalen Raum zu überprüfen. Und auch beim Menschen wurden Zellen entdeckt, die denen der Tiere sehr ähnlich sind. Daher haben die Forscher ihre Studienobjekte auf Londoner Taxifahrer erweitert.

Überprüft wurde die Fähigkeit, sich 25.000 Straßen und Plätze einzuprägen. Dazu Zigtausende ausgewählte Ziele. Weniger die stadtbekannten Wahrzeichen als das Pub ums Eck und der unbedeutende Fleischerladen in einer Sackgasse am Stadtrand. Jene Probanden, die der Aufgabe gewachsen waren, legten im Hippocampus ordentlich an Masse zu. Bei den anderen blieb alles mehr oder minder beim Alten.

2014 erhielten alle drei Hirnforscher den Nobelpreis. Die Erkenntnisse könnten im Kampf gegen Alzheimer helfen. Dort, wo die Gitterzellen zu Hause sind, findet schon im Frühstadium der Krankheit ein massives Zellensterben statt. Mit ein Grund, warum Patienten sich mit Fortdauer der Erkrankung immer öfter heillos verirren.

Erstmals beobachtet wurden Place Cells bei Lebewesen, mit denen uns wenig verbindet, schon allein, weil sie die Tiefsee besiedeln: Seescheiden. Offiziell werden sie als Tiere geführt. Als *Ascidiae*. Manteltiere. Inoffiziell kann man sagen: Sie sind halb Pflanze, halb Tier. Als Embryo ein Tier. Später nur noch eine Pflanze. Eine Form von Negativ-Evolution.

Das Herumschwirren der Seescheiden als Baby im Wasser hat zur Folge, dass auch sie in ihrem winzigen Nervensystem Platzzellen entwickeln. Als fertige Seescheiden stellen sie das Herumflanieren ein. Die Biologie nennt das: sessil. Festsitzend. Oder sesshaft. Sie beziehen einen fixen Standort, werden zur Pflanze. Andere Sesshafte sind uns wesentlich vertrauter, zum Beispiel vom letzten Taucherurlaub: riffbildende Steinkorallen.

»Extrem Sesshafte fallen unter die Kategorie Couch-Potato«, sagt die Gegenwart.

»Pass lieber auf«, sagt die Zukunft, »sonst muss ich nachher wieder alles wiederholen.«

Für diesen Dualismus von Tier und Pflanze bei den Seescheiden spricht die Art und Weise, wie sie sich vermehren: entweder tierisch als Hermaphroditen, Zwitterwesen. Oder auf pflanzenähnliche Art durch Knospenbildung. Mit der Sesshaftigkeit als Erwachsene sind aber auch die schönen Place Cells der Seescheiden wieder dahin. Sie degenerieren. Ohne Bewegung keine Gehirntätigkeit. Ohne Gehirntätigkeit kein Bewusstsein.

»Stumpfsinn lähmt«, sagt die Zukunft. »Merk dir das.«

Die Gegenwart gähnt.

»Veränderung ist das Salz des Lebens«, hat Friedrich Schiller einmal gesagt. Heute heißt das: *Change*. Lass den Change zu, sonst wirst du vom Change überrollt.

Wie bewusst sind wir uns des Wandels? Was macht er mit uns? Was macht er aus uns? Wohin führt er uns? Ist er unaufhaltsam? Wollen wir ihn überhaupt? Können wir uns notfalls zur Wehr setzen? Ist er auf gewisse Weise auch in uns angelegt? Womöglich in Form einer vererbten Prägung?

Frühere Generationen bekamen große Veränderungen, sogar den Wandel von Weltanschauungen, bei weitem nicht so mit wie wir heute. Ein Menschenleben war oft zu kurz. Die Idee eines Einzelnen, einer kleinen Gruppe griff allmählich um sich. Ob Humanismus. Ob Renaissance. Ob Aufklärung. Ob Idealismus. Sie kamen und wuchsen und siegten oder scheiterten mit dem Lauf der Zeit. Allmählich. Oft gemächlich. In der historischen Rückschau neigt man dazu, das als schleppend abzutun. Weil heute schon das Nur-beinahe-Vollgas das neue Langsam ist. Tempo und Echtzeit sind die Maßeinheiten der Jetzt-Zeit. Jetzt und sofort. ASAP. Obwohl wir immer stärker spüren, wie wenig uns das guttut. Globalisierung und ihre enorme, bisweilen zerstörerische Dynamik wird manchmal auch als *Verdichtung von Raum und Zeit* beschrieben. Der Terminkalender ist ein einziges Schwarzes Loch, das die Freizeit frisst.

Früher vollzog sich Wandel in einer anthropologisch vernünftigen Geschwindigkeit, mit der die Evolution des Homo sapiens Schritt halten konnte. Heute rasen die Prozesse global mit unbändiger Highspeed dahin. Wer nicht mithält, kommt unter die Räder. Wruuuum und tschüss. Der Wandel macht vor nichts und niemandem halt. Er durchdringt alle Schichten der vielen kleinen Gesellschaften von Völkern und Kulturen und der einen großen namens Menschheit.

Als der Vormensch vom Vegetarier zum Allesfresser mutierte, erstreckte sich dieser Wandel über Jahrtausende. Im Vergleich stellte die Erfindung des Schießpulvers den Gang der Menschheit während eines Wimpernschlags auf den Kopf. Der wiederum erscheint uns als Superzeitlupe gemessen an der Rasanz, mit der immer noch raffiniertere Generationen von Smartphones, Robotern oder Drohnen die Märkte überschwemmen. Oder das Tempo, mit dem die Arbeitswelt sich immer neu erfindet. Selten zum Wohl der Menschen. Burn-out? Na und?

»Soll ich mich jetzt schrecken?«, fragt die Gegenwart.

»Auf keinen Fall«, sagt die Zukunft. »Aber aufpassen würd' ich schon an deiner Stelle.«

Wandel bedeutet keinesfalls nur den Blick nach vorne. Längst ist neben einer Re-Traditionalisierung auch im Vormarsch, was Soziologen *Re-Indigenisierung* nennen. Ursprünglich bedeutet der Begriff die gezielte, organisierte Wiederbelebung von urwüchsigen Elementen. Wenn beispielsweise die Maori Neuseelands ihre alte Religion wiederentdecken. Oder im Norden der USA die Anishinabe-Indianer ihren Wildreis so anbauen und vermarkten, wie sie ihn vor fünfhundert oder tausend Jahren kultiviert haben. Oder das indigene Volk der kolumbianischen Paez den Schamanenkult aufleben lässt. All das zur Stärkung der eigenen Ethnie.

Im übertragenen Sinn ist eine Re-Indigenisierung auch auf Kulturen wie die der Araber anzuwenden. Wenn sie als

Minderheiten in Europa ihre Identität stärken, indem sie sich vermehrt auf alte Traditionen besinnen. Wenn sie die Religion über alles stellen.

Nobelpreisträger Konrad Lorenz, Verhaltensforscher und Philosoph, hat es einmal so ausgedrückt: »Kein vernünftiger Mensch kann bezweifeln, dass unsere westliche Zivilisation ein System ist, das aus dem Gleichgewicht geraten ist.«

Er sah in den Menschen eine Art Herde. In seinem Aufsatz Das sogenannte Böse (1963) stempelte er die Spezies Mensch als unfähig oder ungeeignet ab. Für ein Leben in der urbanen Welt. Lorenz' Begründung: Unser Verhaltensrepertoire entstamme der Steinzeit. So unrecht lag er damit gar nicht. Wir mögen die Keule gegen ein Smartphone getauscht haben, manche Dinge ändern sich nicht.

Du kannst den Menschen aus der Steinzeit nehmen.

Aber du kannst die Steinzeit nicht aus dem Menschen nehmen.

Gewisses Verhalten ist wie ein Brandzeichen in der Zellstruktur. Und hat wahrscheinlich mit dem Elektronenraub zu tun.

Dieser fulminante Mechanismus der Natur ist allgegenwärtig und mit unserer Existenz verknüpft. Er erweist sich als entscheidender Faktor für den Wandel. Für jedes Individuum. Für die Gesellschaft. Für die Menschheit als solche. Seit immer schon. Bloß wussten wir über all die Jahrzehnte, Jahrhunderte kaum etwas darüber.

Das Flüstern der Souffleuse

Anders als das menschliche Bewusstsein steht die Seele über Raum und Zeit. Als Äquivalent auf der anderen Seite, jenseits von hier.

Sie ist ein Unikat. Ein körperloses Alter Ego. Allein die Vorstellung, bei allem, was Menschen seit Jahrtausenden an Überlegungen dazu anstellen, ist mehr als redlich. Natürlich ist es schwer, sich von einer materialisierten Seele ein Bild zu machen. Wir können es probieren und sagen:

Die Seele sucht sich seinen Zwilling auf Zeit.

In dieser Zeit herrscht zwischen Mensch und Bewusstsein eine physikalische Verknüpfung. Zwischen Mensch und Seele dagegen eine transzendentale, die wir nicht messen können. Ist das Leben eines Menschen zu Ende, vergeht die kaputte Kohlenwasserstoffhülle. Die Seele zieht weiter. Wie ein Phönix.

Und das erinnert an Markus 12,2: *Wenn die Toten auferstehen, werden sie nicht wie hier auf der Erde verheiratet sein, sondern wie die Engel im Himmel leben.* – Eine der Zeit angepasste Erläuterung der Seele.

Dass wir keine Seele haben, über die wir beliebig verfügen können, sondern eine Seele sind, wird auch im Sprachgebrauch recht schön wiedergegeben. Wenn jemand sagt: Du bist eine Seele von einem Menschen. Du bist etwas Gutes.

Die universelle, fundamentale und transzendentale Struktur von Seele bedeutet, dass sie für den Glauben nicht verlorengeht. Wahrscheinlich aber auch nicht Folgen unseres elektronischen Bewusstseins, einer Universum immanenten, nicht aber einer transzendentalen Größe.

Nicht bis zum Ende des Universums. Wie und wann dieses Ende sein könnte, ist heute unklarer denn je. Lange Zeit vermutete die Astrophysik, das Universum würde sich wieder zusammenziehen und eines fernen Tages in eine neuerliche Singularität münden. In einem unendlich verdichteten Punkt wie der Urzustand vor dem Urknall. Dementsprechend gab es Berechnungen für den Zeitpunkt des möglichen Kollapses von allem. Der Rückkehr ins Nichts gewissermaßen.

Doch das Universum macht der Wissenschaft einmal mehr einen Strich durch die Rechnung. Anstatt zu schrumpfen wie ein zu heiß gewaschener Pullover, dehnt es sich weiter aus. Mit immer größerer Rasanz. Die Vorstellung einer Implosion ist damit selbst … implodiert. Auf einmal heißt es, auch eine Art Ausdünnung sei möglich. So wie das Parfüm einer schönen Frau irgendwann aus einem Raum verschwindet. Das ist ebenso reinste Spekulation der Wissenschaft. Sicher bekommen wir bald eine neue Theorie zum Ende präsentiert. Feinsinnige Menschen lauschen in der Zwischenzeit einem besonderen Flüstern.

Die Seele ist eine gute Souffleuse.

Die Entstehung des Bösen

Allerdings hilft auch der beste Rat nichts, wenn sich einem ein Widersacher in den Weg stellt. Ein Gegner, der sehr gewitzt vorgeht, jede Menge Tricks kennt, Finten auf Lager hat und die Kunst der Manipulation meisterlich beherrscht. Gestatten: das Böse.

Im Hirnkino der Ewigkeit kündigt ein Trailer den neuen Horrorhit aus Hollywood an: *The Evil from Eternity*. In zerebraler Originalfassung. Unendlich lang. Vielleicht mit Anthony Hopkins in der Hauptrolle und Jennifer Lawrence als Heldin, der er das Leben schwer macht. Der Regisseur heißt Luzifer. Im Hintergrund ein pochendes Atmen. Der Sprecher sagt:

> *Am Anfang war die Information. Und mit der Information kam das Elektron. Das Elektron schuf die Materie, das Leben auf der Erde. Erst im Wasser. Vom Wasser zog das Leben an Land. Mit den Amphibien brachte es den Krieg. Aber schon lange davor, in den Tiefen der Urmeere, geschah die Verwandlung. Ein Räuber von ungeahnter Besessenheit trat in Erscheinung. Ein unsichtbarer Jäger. Was ihn antreibt, ist unersättliche Gier. Er war es, der das Böse in die Welt trug. Sein Name: Sauerstoff.*

Da wird das Hirn natürlich neugierig.

Der Körper sagt: »Gibt's auch Popcorn zum Film? Und Nachos?«

»Du solltest mehr Sport machen«, sagt das Hirn.

»Hast eh recht«, sagt der Körper und lehnt sich zurück in den gepolsterten Galeriesitz. Die Doku geht weiter.

Ein bisschen Chemie schadet nie. Der Hintergrund des Elektronenraubs ist gleichermaßen ernsthaft wie naturwissenschaftlich unterfüttert. Er führt zu den Chalkogenen. Die 6. Hauptgruppe des Periodensystems. Sie hat sechs Mitglieder: Selen, Tellur, Polonium, das künstlich hergestellte Livermorium, Schwefel und Sauerstoff.

Im Prinzip ist die ganze 6. Hauptgruppe die Truppe der großen Elektronenräuber. Und einer aus der Gang treibt es besonders bunt, eben der Sauerstoff. Keines unter den chemischen Elementen geht strikter und dabei erfolgreicher auf die Jagd nach Elektronen als er. Das ist zugleich die Doppelbödigkeit der Evolution, ihre dunkle Seite – ein Gedanke, auf deren philosophische Seite der Wiener Professor Nikola Getoff erstmals aufmerksam gemacht hat.

Einerseits entstanden auf diese Weise die Mitochondrien. Die Zellkraftwerke in uns. Fürs Erste nur auf rein organischer Basis. In den Bakterien. Später schon auf pflanzlicher und tierischer Basis. Und als die Erde, noch *tohu wavohu*, eben noch wüst und leer, von den ersten Tieren bevölkert wurde, war es vorbei mit der seligen Ruh'.

Der Sauerstoff als Lebensstifter und Stifter von Unfrieden. Der Anfang und das Ende. Alpha und Omega. Zugleich auch der Anfang vom Ende. Die Entsprechungen aus der Schöpfungsgeschichte kennen wir gut: Kain erschlägt seinen Bruder Abel. Adam und Eva erliegen der Verführungskunst der Schlange und pflücken den Apfel vom Baum der Erkenntnis. Mit bekannten Folgen. Die Vertreibung aus dem Paradies als Chiffre für den Elektronenraub. Der Tod ist entstanden. Der große Sündenfall auf chemisch-biologisch umgelegt.

Die Bibel war das Storytelling vor 3000 Jahren. Heute würde man die Geschichte von einem Drehbuchautor schreiben lassen, Tom Cruise fragen, ob die nächste Mission: Impossible den Titel Oxygen haben soll. Und wenn das nichts wird, soll einfach Roland Emmerich ein ultimatives Zerstörungsszenario anlegen und irgendwie Wonder Woman einbauen, weil Gal Gadot nun wirklich eine Prachtfrau darstellt. Hauptsache, am Schluss gewinnt der Mensch. Er soll dabei aber eines lernen:

Das Prinzip, auf dem der Elektronenraub basiert, ist simpel, effektiv und immer dasselbe. Ich nehme dir etwas weg, füttere meine eigenen Atome, Moleküle, erzeuge Energie. Ich treibe mein Leben voran – auf Kosten deiner Kraft. Ich entziehe dir Energie, und wenn es sein muss, auch dein Leben.

Essen ist ein appetitliches Beispiel für den Elektronenraub. Zum Beispiel ein Steinbuttfilet. Essen wir Fisch, wird er in Protonen zerlegt. In Elektronen natürlich auch. In den Mitochondrien fallen diese Elektronen nach dem Prinzip eines Wasserkraftwerks vom höheren auf das niedrigere Niveau. Dort unten lauert schon begierig der Sauerstoff. Der große Räuber.

Zünden wir ein Stück Papier oder Holz im Kachelofen an, geschieht das Gleiche. Elektronen werden weggerissen, sodass Papier und Holz verbrennen. Als Produkt des Verbrennungsprozesses entsteht Wärme. Auch beim Essen wird, im besten Wortsinne, verbrannt. Sauerstoff zieht die Elektronen des Fisches an sich. Energie entsteht. Leistung. Der Fisch geht dabei drauf. That's life.

Hierin liegt die bedrückende Dialektik des Elektronenflusses und Elektronenraubes begraben: Einer ausschließlichen Welt der Pflanzen wäre einiges erspart geblieben. Oder einer Welt der Tauben und anderer friedfertiger Geschöpfe, die das Prinzip des Tötens nicht brauchen und lieber gru-gru machen, um im Leben voranzukommen.

Warum hat sich der Mensch in eine andere Richtung entwickelt? Warum hat er sich überhaupt entwickelt?

Die Neo-Darwinisten wittern hier Morgenluft. Alles purer Zufall, sagen sie. Die gesamte Evolution. Vom ersten tödlichen Elektronenraub bis zum Homo sapiens. An Land kam das Spiel aus Fressen und Gefressenwerden durch die Amphibien. Im Meer hat es allerdings lange davor existiert. Denken wir nur an jenen wirbellosen Meeresräuber mit dem Stachelkopf und den insektenähnlichen Facetten-Sehlinsen zurück, den *Anomalocaris,* dieser Hai des Kambriums. Vor 500 Millionen Jahren. Noch bevor die Tiere das Festland eroberten. Und vermutlich gab es vor ihm andere, die ähnlich räuberisch unterwegs waren. Nur wissen wir darüber zu wenig.

Mörderische Evolution

Was wir wissen, ist: Der Elektronenraub als Handlanger der Evolution hat trotz allem immer auch den Weg nach oben beschrieben. Die höhere Entwicklungsstufe als klar definiertes Ziel. Kein Zufall. Auch das Böse in der Welt ist Produkt einer Evolution, hinter der eine Ordnungskraft steckt. Ein Ordnungsprinzip. Das Böse hat einen inversen Sinn.

Zugleich hat das Fließen von Elektronen so Wunderbares hervorgebracht. Dass wir atmen, gehen, lachen, schreiben, lesen, lieben und feiern, verdanken wir allein dem Umstand, dass der Sauerstoff jede einzelne Zelle unseres Körpers durchströmt. Dass er ein Täter ist, der sein Opfer braucht.

Sauerstoff ist Leben. Sauerstoff ist Tod. Das Leben ist Morden. Das Leben ist Entwicklung.

Der Homo sapiens ist die einzige Spezies, die willentlich und wissentlich Elektronenraub begeht. Er besitzt als einziger ein Großhirn, mit dem er darüber reflektieren kann. Dort manifestiert sich erst das Lustvolle am Elektronenraub. Eine Lust, von der viele Menschen nicht genug bekommen können. Da gibt es den räuberischen Kapitalismus. Das Ausbeuten von Arbeitskraft. Das Abziehen von Ressourcen aus den Ländern der Dritten Welt. Immer auf Kosten anderer. Die Gier im Bankenwesen. Das gezielte Übervorteilen im Alltag. Im Büro. Beim Geschäftemachen. Das Schädigen, Wehtun, Wegnehmen, Betrügen, Traumatisieren, Morden. Alles auf die Spitze getriebene, pervertierte Formen von Elektronenraub.

Für Rousseau ist der Besitz, das Produkt des Elektronenraubs, der ursprüngliche Sündenfall. »Ceci est à moi« – das gehört mir.

Das hat mit Besessenheit zu tun, mit Neigungen und Absichten. Wuchert das Prinzip des Raubens zu sehr und driftet ins Üble ab, ordnen Menschen es ein, geben ihm einen Namen und schaffen über die Sprache eine Übereinstimmung im Sinne einer allgemeinen, klar verständlichen Bedeutung. Wir nennen es dann: das Böse. Oder: dämonisch.

Das heißt, Dämonen gibt es. Alles nur eine Frage der Definition.

Wie können wir uns dieses Böse vorstellen, ohne gleich in der oberen Zimmerecke einen gehörnten, sprungbereiten Teufel mit glühenden Augen und rauchenden Ohren lauern zu sehen? Oder dass wir glauben, da sitzt ein unsichtbarer Gnom auf unserer Schulter und flüstert giftig: Mach das! Tu das! Hol es dir! Es gehört dir!

Oder ist das Böse menschlich? Ein Serienmörder? Was ist es wirklich?

Die Frage ist alles andere als kindisch, vielmehr intellektuell zulässig. Das Übel, das in allen Winkeln der Welt seit Gedenken grassiert, lässt die Menschen quer über die Kontinente und quer durch alle Schichten an der Existenz von dunklen Mächten festhalten. So wie viele, ob nun im Sinne der christlichen Glaubenslehre oder anderer Konfessionen oder aus einer Art Natur-Spiritualität heraus, an Schutzengel glauben, so erklären sich viele das sonst Unerklärliche mit einer dunklen Macht. Oder Energie. Letztlich vielleicht gar eine aus der Spur geratene Artverwandte der dunklen Energie, mit der die Physik in ihren Denkmodellen arbeitet.

Seit Jahrtausenden geht der menschliche Geist davon aus, dass Böses nicht einfach nur zufällig geschieht. Dass eine Information dahintersteckt. Dagegen können die Neo-Darwinisten so viel wettern, wie sie wollen. Auch das Böse ist letztlich Teil jener Ur-Information, die Physiker wie Anton Zeilinger und zahllose andere den Anfängen des Universums zugrunde legen.

Mathematik und Physik gehen im aktuellen Urknall-Modell davon aus, dass bei der Entstehung der Atome ein gnadenloser Vernichtungskampf geherrscht hat. Zwischen der uns bekannten Materie und ihrem Pendant im Reich des Unsichtbaren – Antimaterie. Ebenso ein bis heute nicht enträtseltes Phantasma der Wissenschaft, das uns in diesem Buch flüchtig begegnet ist.

Die Annahme lautet: Materieteilchen und Antimaterieteilchen fraßen einander auf. In einem Verhältnis, dass auf eine Milliarde Teilchen Antimaterie eine Milliarde und ein Teilchen gewöhnliche Materie entfielen. Unsere vertrauten Atome also. Als Überlebende des Massenfressens blieb demnach pro Milliarde immer ein einziges Teilchen über. Die Summe all dieser Teilchen ergibt die Materie, aus der das sichtbare Universum sich zusammensetzt.

Ein Stück Astrophysik, das wir getrost als Modell aufs Metaphysische umlegen können. Indem es uns Hoffnung und Zuversicht gibt für den Sieg des Guten. Für den Triumph des Einen, Überzähligen aus einer Milliarde und einem Teilchen.

Am Anfang war die Information. Und mit ihr kamen das Gute und das Böse.

Als die drei großen abrahamitischen Religionen – das Judentum, das Christentum und der Islam – sich etablierten, bekam diese Ur-Information, die eben auch das Böse miteinbezog, eine zusätzliche Note. Einen persönlichen Touch. Das Böse war jetzt eine personalschädigende Macht mit einer Identität. So trat Luzifer in die Welt der Menschen. In den Mesokosmos. Luzifer, der Lichtbringer im ursprünglichen Wortsinn.

Umtriebig war er schon lange vor unserer Zeit. Auf anderer Ebene.

Man darf die Existenz des Bösen nicht per se als lächerlich abtun, nicht zuletzt, weil alle drei Glaubensrichtungen das sehr ähnlich sehen. Dadurch erlangt das Böse, so seltsam es klingen mag, eine gewisse Reputation. Anhand einer jahrtausendealten kulturgeschichtlichen Tradition. Auffällig ist die unterschiedliche Wahrnehmung in der Gesellschaft, je nachdem, aus welcher Ecke Aussagen zum Bösen kommen:

Sprechen Christen davon, wird es vorbeugend ironisiert. Spricht der Islam davon, wird hinter dem Rücken ungläubig getuschelt, doch aus Angst vor Repressionen geschwiegen. Spricht das Judentum davon, wird ebenfalls geschwiegen in der vorauseilenden Annahme, andernfalls als Antisemit zu gelten.

Die Existenz des Bösen steht für viele Menschen außer Zweifel. Ebenso, dass es mit Erklärbarkeit und Beweisbarkeit eher mau aussieht. Wer an Engel oder Teufel glaubt, trifft damit eine persönliche Glaubensentscheidung. Ohne sich als dumm abstempeln lassen zu müssen.

Im Gegenteil, wir befinden uns in allerbester Gesellschaft mit Wissenschaften, die an das Hereinwirken von Unsichtbarem, Unbeweisbarem in den Kosmos glauben. Etwas mehr Bescheidenheit in manchen Ecken der Welterklärer-Zünfte wäre durchaus angebracht. Intellektuelle Demut. Die Kirche des 21. Jahrhunderts hat ihre Lektion, in Ansätzen wenigstens, gelernt. Immerhin wäre auch die eine oder andere Lücke in unseren Naturgesetzen denkbar, ohne dass man deshalb gleich alle Grundsätze über den Haufen wirft.

Das Böse existiert. Es basiert, rein chemisch gesehen, eben auf dem Elektronenraub auf Kosten anderer. Ein Akt, den willentlich und wissentlich im Bewusstsein, Übles zu bewirken, nur der Mensch setzt. Der Raub von Elektronen ist demnach ein Prinzip. Das lässt nur diesen Schluss zu:

Auch das Böse ist ein Prinzip.

Genau genommen ist es jenes Prinzip, das uns Teile einer unverständlichen Welt erklärt. Eine Welt, an der man sehr wohl auch verzweifeln kann. Ein Prinzip, das in unterschiedlicher Weise im Menschen auftritt, sich in ihm konkretisiert und materialisiert.

Das Böse als ein Stück Materie? Nein. Sehr wohl aber in Form einer Identität, die für uns greifbar wird. Wir können uns das Böse bildhaft machen. Das hat damit zu tun, dass dieses Prinzip von einem Menschen Besitz ergreifen kann, seinen Körper ausleiht, sich seiner bedient. Dafür brauchen wir jetzt nicht die Hotline eines Exorzisten. Es geht um größere Zusammenhänge. Megalopsychos denken weiter. Die Auswüchse der Geldgesellschaft. Der korrupte Politiker, der nimmersatte Industrielle, der gierige Arzt, der verrückte Banker, jede Branche hat ihre schwarzen Schafe. Man könnte sagen: Körper wie diese sind Nutzkörper des dämonischen Prinzips.

Das Prinzip besetzt den Menschen. Es zwingt ihn, Elektronenraub über jedes verträgliche Maß hinaus zu betreiben. Jenseits aller Balance, abseits von leben und leben lassen. Der Wille dieses Prinzips ist das Prinzip selbst. Er wird dem Menschen aufgezwungen, der Mensch somit zum Erfüllungsgehilfen, letztlich selbst zum Dämon, wenn er das zulässt. Einer, der andere zerstört, auf lange Sicht sich selbst. Das Böse verfügt in ihm über eine klar erkennbare, strukturierte Identität.

Dämonen sind unter uns

Der Glaube an die Existenz von Dämonen als Wesenheiten, die über unser Leben, unsere Gesundheit und unser ganzes Schicksal mitbestimmen, wenn wir es zulassen, wenn wir keine Mittel finden, uns gegen sie zu wehren, ist intellektuell redlich.

Dämonen greifen überall an, wo etwas im Ungleichgewicht ist. Sei es im sozialen Gefüge einer Gesellschaft, etwa dann, wenn wenige sehr reich sind und viele sehr arm. Sei es im menschlichen Körper, etwa durch Raubbau oder emotionale Defekte. Sei es in der Natur, etwa durch Zerstörung oder Monokulturen. Das heißt, dass unsere beste Chance, ein Schutzschild gegen die Dämonen, gegen das gesamte dämonische Prinzip, zu errichten, darin besteht, zum Gleichgewicht in uns und in der Welt um uns beizutragen.

Werfen wir an dieser Stelle noch einen Blick auf den einstigen Lichtbringer Luzifer, den Ur-Vater dieses Prinzips, dann können wir sagen: Dämonen sind so etwas wie seine Helfer. Üble Engel, die es immer schon gab. Genau genommen hat es diese Zweiteilung in Gut und Böse im Anfang der Zeiten gegeben. Ausgehend von einer im kosmischen Ur-Zustand noch gemeinsamen Partie. Bis der Lichtbringer Luzifer seinen Platz als oberster Engel an der Seite Gottes aufgab und sich gegen Ihn entschied. Damit auch gegen die Menschen, indem er gegen sie zu agitieren, sie zu verführen begann. Er verwaltet das Böse. Er schickt Katastrophen, um den Menschen an seinem Schöpfer zweifeln zu lassen.

Die Weltliteratur liefert dafür herrliche Beispiele. Gleichnisse, die eindrücklicher nicht sein könnten. Das berühmteste ist Goethes *Faust*. Die Ur-Intension Mephistos, des Teufels, liegt offen da: Er will Geschöpf und Schöpfer entzweien. Auch wenn ihm Gott entgegenhält:

> *»Ein guter Mensch in seinem dunklen Drange ist sich des rechten Weges wohl bewusst.«*

Die Moderne, wie wir sie erleben, erscheint mit ihren Vorzügen und Verheißungen eine der genialsten Schöpfungen des Teufels überhaupt. Alles ist allein auf das Diesseitige ausgerichtet, alles, was die Menschen früher noch irgendwo in der Transzendenz geparkt sahen, nun im Diesseits verhaftet. Rauschhaftes Konsumieren ist längst zur Ersatzdroge geworden, zur Ersatzreligion. Auf diese Weise ist es leicht, die Brücken zur Transzendenz einzureißen. Der Mensch behält nur noch den Weg zum nächsten Einkaufstempel im Hinterkopf, das teurere Handy als die Schulkollegen, den größeren SUV als der Nachbar. Ich muss kaufen, kaufen, kaufen. Besitz ist das Wertmaß. Wer mehr hat, ist mehr Mensch. Ist die Moderne bei der Abschaffung der transzendentalen Verankerung nicht zu weit gegangen?

Das mag auch der Grund sein, warum die Bedeutung der Religion für die Menschen abnimmt, wie eine aktuelle Wertestudie aus Österreich zeigt. Nur 16 Prozent geben an, dass Religion »sehr wichtig im Leben« sei. 1990 war das noch ein Viertel der Bevölkerung. 36 Prozent gehen mindestens einmal im Monat zum Gottesdienst, im Jahr 1990 war das noch die Hälfte. Gläubig sind nach wie vor 73 Prozent, also fast drei Viertel aller Österreicher. Sie wappnen sich innerlich.

Das Böse kommt in die Welt, um den Menschen für sich einzunehmen. Um ihn zugleich irrezumachen und vom Glauben abzubringen. Und das Daimonion, der ganz persönliche, gute Dämon eines jeden Menschen, den es natürlich geben muss in einer Welt, die auf Ausgleich angelegt ist, gerät ins Hintertreffen. Daimonion, die innere Stimme. Schon Sokrates sah in diesem Daimonion sowohl einen inneren Wert als auch ein Wesen göttlicher Herkunft. Ein Geschenk, das jeden Menschen auf seiner Reise durchs Leben begleitet.

Was der Mensch mit seinem Daimonion anzufangen weiß, steht auf einem anderen Blatt Papier. Nichts eignet sich aus Sicht eines teuflischen Prinzips besser, als Tod und Verderben auf die Reise zu schicken, um dieses Daimonion auf den Prüfstand zu stellen. Im familiären Bereich. In der Arbeitswelt. In einer Lebensregion. Oder in Gestalt globaler Katastrophen ungeahnten Ausmaßes, die den Menschen den Atem rauben. Und den Glauben an Gerechtigkeit nehmen. Selbst wenn sie nicht persönlich betroffen sind.

Auch hier ist das Motiv rasch auszumachen. Ein allwissender, allgütiger Schöpfer, der es mit den Menschen gut meint, schickt keine Apokalypsen. Logische Konsequenz. So etwas wie einen Gott oder Weltenerbauer gibt es nicht. Würde es Ihn geben, könnte Er so etwas nicht zulassen. Er würde die Vernichtung aufhalten, jedes Leid nehmen und jede Unbill wegzaubern. Weil das nicht geschieht, weil es das Böse sehr wohl gibt und niemanden, der dagegen auftritt, kann es keinen Gott geben. So der Trugschluss.

Goethes Mephisto in *Faust I* verkörpert dieses Prinzip der Negation auf anschauliche Weise. Er ist gegen die Schöpfung eingestellt, will nichts, als sie zerstören. So auch in der Szene, als Doktor Faust mit dem Pudel das Studierzimmer betritt und Mephisto unvermutet hinter dem Ofen hervortritt:

»Ich bin der Geist, der stets verneint!
Und das mit Recht; denn alles, was entsteht,
Ist wert, daß es zugrunde geht;
Drum besser wär's, daß nichts entstünde.
So ist denn alles, was ihr Sünde,
Zerstörung, kurz, das Böse nennt,
Mein eigentliches Element.«

In dieselbe Kerbe schlägt das Gleichnis von Hiob aus dem Alten Testament. Gott schätzt Hiob als immer aufrechten, immer frommen Menschen. Ein Vollkommener, der das Böse meidet. Der Teufel dagegen hegt und schürt Zweifel an Aufrichtigkeit, Frömmigkeit und Vollkommenheit Hiobs, sodass Gott ihm gestattet, ihn zu verführen. Zur Probe.

Einzige Auflage: Der Satan darf nicht Hand an Hiob selbst legen, ihm nicht einmal ein Haar krümmen. Wie nicht anders zu erwarten, zieht der Satan alle Register seiner dunklen Kunst. Er nimmt Hiob sein ganzes Vieh, allen Besitz. Er verbrennt Hiobs Diener. Er ermordet sogar Hiobs Söhne und Töchter. Er macht mit ein paar Handstreichen aus einem reichen, glücklichen Mann jemanden, dem alles genommen worden ist.

Dennoch fällt Hiob nicht von seinem Glauben ab, er sagt: »Der Herr hat's gegeben, der Herr hat's genommen.«

Warum lässt Gott so etwas zu?

Das Böse tritt als Verführer in die Welt, bringt den Menschen zugleich Zerstörung. Tod. Eine Dürrekatastrophe. Ein Erdbeben. Krankheiten. Schicksalsschläge. Schmerzen. Hass. Unfassbare Trauer. Kinder, die sterben. Unschuldige Menschen, die bei einem Attentat umkommen. Und immer wieder folgt diese eine Frage auf den Fuß. Warum, wenn es Ihn denn gibt, lässt Gott so etwas zu?

Ich erinnere mich dabei an den schrecklichen Tsunami in Südostasien im Jahr 2004 mit Hunderttausenden Toten. Der Wiener Kardinal Christoph Schönborn war damals zufällig in der Gegend gewesen. Als er heimkehrte, überfielen ihn die Reporter mit genau dieser Frage: Warum lässt Gott so etwas zu? In einer ersten spontanen Reaktion geriet Schönborn in echten Erklärungsnotstand. Das Wort *Teufel* traute der Kardinal sich nicht in den Mund zu nehmen. Doch genau das hätte es getroffen. Wer sagt, das war der Teufel, klingt nach Wahnsinn. Wie jemand, der von der Inquisition träumt und gern Hexen verbrennt. Dabei ist der Begriff Teufel nur ein Synonym für eine leidschickende Kraft.

Bei Hiob (34:20) finden wir auch diese Stelle, die sich als jüdisches Sprichwort erhalten hat: »Der Gerechte muss viel leiden.« Weil das Böse ihn permanent von seinem Schöpfer abbringen will. Die Antwort auf die Frage nach dem Warum: Gott hat den Menschen die Freiheit gegeben, sich für Ihn oder gegen Ihn zu entscheiden.

Das mag im Angesicht einer Katastrophe zynisch klingen. Aber angenommen, es ist Teil des Experiments Mensch. Ein

Experiment, das der Schöpfer gestartet hat. Eine Versuchsreihe mit einem gezielt eingebauten Konzeptionsfehler. Mit dem Prinzip des Elektronenraubs als Kontaminierung. Prüfungen des Schicksals. Ja oder Nein. Wie wirst du dich entscheiden?

Die Weltgeschichte ist voll mit solchen Prüfungen, und oftmals treiben sie Blüten, die den Menschen nicht in den Kopf wollen. Das Paradoxon von Lissabon. Das Jahrhundert-Erdbeben von 1755. Sechs Minuten lang erzitterte die Erde am Allerheiligentag. Alte Zeitungsberichte sprechen von meterbreiten Rissen in der Erde. Dazu ein gewaltiger Tsunami, der über die Menschen kam. Eine Katastrophe, die neben dem Stadtzentrum auch umliegende Dörfer in Schutt und Asche legte. Nur das Rotlichtviertel von Lissabon blieb weitgehend verschont.

Gott ließ die Dirnen und ihre Freier leben, radierte aber gleichzeitig den Rest aus, die Guten. Es blieben die Nackten und die Toten.

Voltaire leitete daraus einen klaren Beweis für die Nicht-Existenz von Gott ab und verarbeitete das Geschehen zu seinem philosophischen Roman *Candide oder der Optimismus*, eine bitterböse Satire. Außerdem sprach er sich für einen generellen Pessimismus im Umgang mit der Welt aus. Alles ist schlecht.

Auch Goethe nahm sich des Erdbebens von Lissabon literarisch an, schrieb eine Epistel darüber in *Aus meinem Leben. Dichtung und Wahrheit*. Allerdings mit einem zeitlichen Abstand von mehr als fünf Jahrzehnten und allein auf Basis von Bibliotheksliteratur. Goethe war zum Zeitpunkt der Katastrophe erst sechs Jahre alt.

Zu den Prüfungen des Menschen durch das Prinzip des Bösen noch dieser kurze Ausschnitt, ebenfalls aus *Faust I. Der Prolog im Himmel.*

Mephisto, voller Hinterlist, beklagt vor Gott das Leid der Menschen auf der Erde. Sie hätten es ohne Glauben viel einfacher. Mephisto erbittet die Erlaubnis, Faust zu verführen, um seinen wahren Charakter aufzudecken, aufzuzeigen, dass der Mensch sich gegebenenfalls immer für Faulheit und Genuss entscheidet. Gott sieht das entschieden anders.

DER HERR:
Wenn er mir auch nur verworren dient,
So werd ich ihn bald in die Klarheit führen.
Weiß doch der Gärtner, wenn das Bäumchen grünt,
Daß Blüt' und Frucht die künft'gen Jahre zieren.

MEPHISTOPHELES:
Was wettet Ihr? den sollt Ihr noch verlieren!
Wenn Ihr mir die Erlaubnis gebt,
Ihn meine Straße sacht zu führen.

DER HERR:
Solang er auf der Erde lebt,
So lange sei dir's nicht verboten,
Es irrt der Mensch, so lang er strebt.

Und wenig später:
MEPHISTOPHELES:
Schon gut! nur dauert es nicht lange.

Mir ist für meine Wette gar nicht bange.
Wenn ich zu meinem Zweck gelange,
Erlaubt Ihr mir Triumph aus voller Brust.
Staub soll er fressen, und mit Lust,
Wie meine Muhme, die berühmte Schlange.

Das Prinzip des Bösen entsteht durch einen Mangel an Balance. Der Glaube an die Existenz dieser Dämonen auch als personale Wesenheiten, die über unser Leben, unsere Gesundheit, unser Schicksal mitbestimmen – so wir es zulassen, so wir keine Mittel ergreifen, uns gegen sie zu wehren –, ist ebenso legitim wie auch nicht unvernünftig. Dasselbe gilt für die Existenz von Schutzengeln.

Einen Schutzschild gegen diese Dämonen kann man in bedingter Weise errichten. Wer nach Gleichgewicht strebt, hat mehr Abwehrkraft. Ausgleich in uns selbst. Und Gleichklang in der Welt. Balance ist das stärkste Immunsystem. Allerdings grenzt das Böse oft an schicksalhafte Mächte:

Ich erinnere mich da an eine Begegnung Anfang der Siebzigerjahre, als ich noch Sekretär von Kardinal König im erzbischöflichen Palais in Wien war. Ich muss damals 26 oder 27 gewesen sein. Eines Tages kam ein Mann mit düsterer Vergangenheit zu Besuch: Albert Speer, Hitlers Architekt und später Rüstungsminister. Ein Mann, der in den Nürnberger Prozessen zu 20 Jahren Haft verurteilt wurde. Über seine Beziehung zu Hitler sagte er einmal: »Für einen großen Bau hätte ich wie Faust meine Seele verkauft. Nun hatte ich meinen Mephisto gefunden.«

Ich hatte den Auftrag, ihn über die Treppen hinunter und hinaus zu begleiten, als seine Audienz beim Kardinal beendet war. Als wir nebenher gingen, brannte mir eine Frage auf der Zunge: »Wie konnte das alles passieren?«

An Speers Antwort erinnere ich mich heute noch. »Natürlich wussten wir alle, welcher Irrsinn da ablief. Wie schwachsinnig Hitler, wie wahnhaft besessen seine Machtphantasien waren. Die Generäle. Die Aristokraten. Alle. Für sich allein hat jeder den Kopf geschüttelt. Auch ich. Doch kaum stand ich vor ihm, konnte ich nicht mehr Nein sagen.«

Als wollte er sich Jahrzehnte später die Absolution holen. Und doch sprach er zwischen den Zeilen genau das an: die Vormacht des dämonischen Prinzips. Die Kontrolle, die es im Körper eines Menschen über andere Menschen ausüben kann. Manchmal ist es Ohnmacht, manchmal bloß Feigheit.

Die Passivität im Angesicht des Bösen soll keine Entschuldigung für ein Tun oder Nichttun sein. Es gibt sehr wohl noch die Macht der Entscheidung.

Auf der Autobahn des Lebens können wir zwar nicht die Richtung, aber immerhin die Spur wechseln.

Und wenn wir um die Verlockung wissen, können wir zumindest wissentlich darauf reagieren. Die äußeren Umstände jedenfalls ändern sich nicht.

Wir werden vom Bösen versucht und beschädigt. So ist das nun mal. Das Böse sendet Katastrophen und Unheil, um die Geschöpfe unsicher zu machen. Sie sollen an ihrem Glauben zweifeln, noch besser: von ihm ablassen.

Faust und Hiob. Zwei Epen aus der Weisheit der Menschen.

Mephisto möchte den Faust verführen, mit Gretchen. In dem Moment ist die Katastrophe da, da hat der Teufel gesiegt. Der Herr sagt, probiere es ruhig. Du kannst ihm ein Unglück nach dem anderen schicken. Aber selbst in solchen Momenten ist sich der Mensch des rechten Wegs stets bewusst. Bis das Gretchen – schwanger, Abtreibung – sich das Leben nimmt, und Faust sagt: Ich habe sie. Und von oben kommt die Stimme: Sie ist gerettet.

Das ist das Böse. Warum es existiert? Damit der Mensch abtrünnig wird.

Genauso wie bei genanntem Hiob. Er sitzt auf seinem Misthaufen und beginnt mit Gott zu hadern. Sagt, ich hab alles gemacht, war so gut, habe dir geopfert. Jetzt schickst du mir ein Unglück nach dem anderen. Wie kann das sein? Und auch dem geht eine Wette voraus. Der Teufel wettet mit dem Herrn. Du wirst sehen, sagt er. Auch der beginnt auf dich zu schimpfen. Auch der wird nicht mehr an dich glauben, wenn ich ihm ein Unglück nach dem anderen schicke. Dann wird er irre.

»Bist du deppert!«, sagt das Hirn zum Körper.

»Jetzt weiß ich, warum ich mich wegen dir immer so quälen muss«, sagt der Körper.

»Weil ich bös bin?«, fragt das Hirn.

»Nein, weil die dauernd davon reden, dass Körper und Geist ausgeglichen sein sollen. Ich bin nicht ausgeglichen. Ich bin der Körper.«

»Ich werd' drüber nachdenken«, sagt das Hirn. »Vielleicht weiß die Seele mehr.«

»Wo ist sie jetzt?«

»Keine Ahnung. Ich glaub', drüben.«

»Wo drüben?«

»Auf der anderen Seite, vergleichbar mit einem Paralleluniversum. Ein zweites Ich. Unser Exemplar jenseits von Raum und Zeit.«

»Ich leg mich noch ein bisschen auf die Couch«, sagt der Körper, »mach du weiter, okay?«

»Na gut.«

Auf der Suche nach der Seele

»Die menschliche Vernunft hat das besondere Schicksal in einer Gattung ihrer Erkenntnisse: daß sie durch Fragen belästigt wird, die sie nicht abweisen kann; denn sie sind ihr durch die Natur der Vernunft selbst aufgegeben, die sie aber auch nicht beantworten kann; denn sie übersteigen alles Vermögen der menschlichen Vernunft.«

– Immanuel Kant

Worauf der große rationale Aufklärer des 18. Jahrhunderts mit diesen Worten abzielt, ist –wahrscheinlich auch – die Seele. Es sind die ersten Zeilen der Vorrede zu seinem berühmten Hauptwerk, der *Kritik der reinen Vernunft*. Als er es 1781 herausbrachte, versetzte Kant seinen Zeitgenossen einen Schock. Immerhin durchwehte dieser Geist Europa: Habe den Mut, dich deines Verstandes zu bedienen. Er bringt dich in allem voran, macht dir alles erkennbar, begreifbar. Das Zeitalter der Aufklärung. Ära des Aufbruchs in eine völlig veränderte, moderne Welt.

Und dann kam Kant mit seinem epochalen, für viele niederschmetternden Werk, das damals schon eines der kompliziertesten Stücke Weltliteratur darstellte. Daran hat sich bei der Lektüre bis heute nichts geändert. Sie ist bestimmt eine der lohnendsten. Kants *Kritik der reinen Vernunft* ist die Initialzündung der Transzendental-Philosophie.

Im Wesentlichen sagt Kant, aktueller denn je: Der Mensch, der menschliche Verstand, verfügt nur über begrenzte Möglichkeiten der Wahrnehmung. Seine Sicht ist die Betrachtung von Wirklichkeit durch eine bunte Brille. Mit immer neuen Farben. Fragen nach den Anfängen der Welt, nach ihrem Baumeister und der Existenz einer Seele müssten, so Kant, aus Prinzip und auf alle Tage zum Scheitern verurteilt sein.

Kant war niemand, der deshalb die Existenz einer Seele in Zweifel gezogen hätte. Im Gegenteil. Er bestritt bloß ihre empirische Belegbarkeit und machte sie zugleich zum Gegenstand eigener mystischer Betrachtungen. Schon in seinem Frühwerk legte er Zeugnis darüber ab. Nachzulesen in *Träume eines Geistersehers*:

> *»Ich gestehe, daß ich sehr geneigt bin, das Dasein immaterieller Naturen in der Welt zu behaupten und meine Seele selbst in die Klasse dieser Wesen zu versetzen. Was in der Welt ein Prinzipium des Lebens enthält, scheint immaterieller Natur zu sein.«*

Kant entwickelte den Gedanken weiter, sprach an anderer Stelle von dem, was neuerdings wieder unter dem Begriff Weltseele eifrig diskutiert wird:

> *»Da diese immateriellen Wesen selbstständige Prinzipien sind, mithin Substanzen und für sich bestehende Naturen, so ist … die*

Folge, daß sie, untereinander unmittelbar vereinigt, vielleicht ein großes Ganzes ausmachen mögen, welches man die immaterielle Welt (mundus intelligibilis) nennen kann ... deren Theile unter einander in wechselseitiger Verknüpfung und Gemeinschaft stehen ... auch ohne Vermittlung körperlicher Dinge.«

Kant spricht ein Fortbestehen nach dem Tod an, nach Kappen der direkten Verbindung von Seele und vergänglicher Kohlenwasserstoffhülle des Menschen. Übrig bleibe allein die immaterielle Natur. Sie öffne sich ihrem Bewusstsein zu klarem Anschauen.

Ähnliches finden wir übrigens auch bei Paulus:

»Wir sehen jetzt durch einen Spiegel in einem dunklen Bild; dann aber von Angesicht zu Angesicht. Jetzt erkenne ich stückweise; dann aber werde ich erkennen, gleichwie ich erkannt bin.«

– 1. Kor. 13,12

Und an wiederum anderer Stelle, im Essay Die rationale Psychologie, vermerkt Kant:

»Des Menschen größte Sehnsucht ist nicht, die Handlungen der Seele zu wissen, die er durch die Erfahrungen erkennt, sondern ihren zukünftigen Zustand. Die einzelnen Sätze der rationalen Psychologie sind hier nicht so wichtig, als die allgemeine Betrachtung der Seele von ihrem Ursprung, von ihrem zukünftigen Zustande und der Fortdauer. Hier müssen wir versuchen, wie viel wir davon durch die Vernunft erkennen können.«

Mit solchen Aussagen macht man sich nicht nur Freunde. Schützenhilfe erhielt Kant beispielsweise von Gottfried Wilhelm Leibniz. Er hat ebenfalls, hundert Jahre davor, die Existenz dieses *Seele* genannten, immateriellen Geistes vehement eingefordert. Eine Entität, die unabhängig von der Welt der Dinge ist. Heute würden wir zu dieser Art von immortalem, also unsterblichem Geist, von dem Leibniz sprach, *Information* sagen. Etwas, womit die Quantenphysiker gut leben könnten.

Dabei war Kant keineswegs ein Frömmler. Beim jährlichen Dies Academicus, der Studenten und Professoren in die Kirche führte, machte er bei der Kirchentür demonstrativ kehrt und ging nach Hause. Er unterschied offensichtlich schon damals zwischen Kirche und Glaube.

Und doch plagt sich der moderne Zeitgeist arg damit, unserer Existenz, der Lebenskraft, eine immaterielle Energie zuzuschreiben. Der Drang nach letztgültiger Beweisbarkeit von allem, sprich: Die Wissenschaftsgläubigkeit hat den freien Blick mit immer neuen, sich von Zeit zu Zeit selbst ad absurdum führenden Erkenntnissen vernebelt. Dieser Drang und Zwang hat uns auf einem Auge blind gemacht. Wie Justitia, die Göttin der Gerechtigkeit.

Oder anders gesagt: Die Bildung hat auf seltsame Weise ziemlich verbildet. Grundsätzlich haben wir zwei Möglichkeiten im Umgang mit einer nichtstofflichen Größe wie der Seele.

Entweder: Wir lachen über den Glauben und finden unseren Sinn des Lebens im Hedonismus. Wir feiern, bis der Arzt kommt, weil wir glauben, dass die Party bald aus ist.

Oder: Wir nehmen uns der Sache an und machen es wie die Physik bei dunkler Materie und dunkler Energie. Wir haben keinen Beweis, glauben aber erst einmal daran, ohne uns gleich schlecht zu fühlen, und prüfen die Angelegenheit mit allen Mitteln, die uns zur Verfügung stehen. Weil es wissenschaftlich ist, genau das zu tun. Weil die Erforschung unsichtbarer Welten mit genau dem gleichen Anspruch angetreten werden darf wie die Welt des Sichtbaren, Messbaren. Wir checken das ab.

Die Sinnsuche hat nichts mit Zirkus-Hokuspokus oder Laborspuk zu tun. Eher mit Offenheit für individuelle Wahrnehmung, für äußeres und inneres Empfinden. Mit dem Mut, Mauern zu überwinden. Die Vielschichtigkeit der Welt lässt sich auf ebenso vielschichtige Weise erklären. Und die Geschichte hat gezeigt, dass die großen Welterklärer der Naturwissenschaft auf lange Sicht nicht immer Recht behalten. Das gleiche gilt für die festgefahrenen Dogmen einer Amtskirche.

Beweisbarkeit allein kann und darf kein Maßstab für die Wertigkeit von Gedankenwelten sein. Anton Zeilinger hat anfangs gemeint, er hielte einen Beweis Gottes überhaupt für fatal. Ähnlich verhält es sich mit der Seele. Ihr einen festen Platz in der Welt einzuräumen, würde sie der Beliebigkeit preisgeben.

Seele, Seele – wo sitzt sie? Woraus besteht sie? Besteht sie überhaupt aus etwas? Kann sie sich materialisieren? Wenn ja, hat sie einen Bauplan? Welchen? Eine Aufgabe? Welche? Habe ich eine Seele? Oder bin ich eine?

Die Ungewissheit plagt die Menschheit so lange, so intensiv. Auf erste Seelenvorstellungen trafen Forscher in der Jungsteinzeit vor mehr als zehntausend Jahren. Gräberfelder, in denen rituelle Feuerbestattungen stattfanden, deuten in diese Richtung. Das Hab und Gut des Verstorbenen wurde mit auf den Scheiterhaufen gelegt. Als Gepäck für drüben.

Seit jeher kreisten die Weisheitsgedanken der Menschheit über die Seele – inhaltlich unterschiedlich gefüllt – je nach dem kollektiven Bewusstsein der jeweiligen Zeit. Aber doch immer vorhanden.

Zwischen Seele und Bewusstsein

Beeindruckend war auch ein Fund vor ein paar Jahren, 2013, im Rising-Star-Höhlensystem nahe Krugersdorp in Südafrika: mehr als 1500 fossile Knochen von mindestens einem Dutzend Hominiden. Für die Archäologen war's Geburtstag und Weihnachten zusammen. Spektakulär schon einmal die Bergung, weil sie zur Höhlenkammer mit den Toten nur über einen 18 Zentimeter schmalen Spalt gelangten. Dafür mussten besonders schlanke Grabforscher aus aller Welt rekrutiert werden. Dann die Echtzeit-Berichterstattung via YouTube. Die Welt sah ihnen über die Schulter. Die Erkenntnisse über den Totenkult dieser uralten Menschen sorgten für Applaus. Die Leichname waren nicht einfach abgelegt, sondern nach einem eigenen System angeordnet worden. Als Tribut an das andere Sein nach dem irdischen.

Quer durch alle Völker und Schichten wird die Seele spätestens seit der Antike thematisiert. Obwohl zwischen beiden nicht so präzise differenziert wird, wie wir das heute machen können.

Von den Indern wissen wir, dass sie trotz aller Gegensätze von Buddhismus, Sikhismus und Jainismus dieses eine große, gemeinsame Merkmal der Seele durch alle Traditionen ins Heute getragen haben: Seele steckt überall, wo etwas lebt. Ob Mensch. Ob Tier. Ob Grashalm.

Seele wird eben immer wieder gern mit Bewusstsein verwechselt. Der feine Unterschied macht's aus.

Bewusstsein ist der geistige Teil des Menschen im Hier.

Die Seele ist unser Abbild im Dort.

Die Chinesen sprachen der Seele schon früh zwei getrennte Entitäten zu: eine Körperseele für die Bewegung, und eine Hauchseele für Verstand und Bewusstsein. In Japan wiederum gibt es einen jahrtausendealten Ahnenkult, der zwei Gegenwelten skizziert: Unterwelt und beständiges Reich, eine Art Himmelreich. Die Seelen der Verstorbenen sind da wie dort nicht unerreichbar. Seelenschreine und Feiern dienen dazu, die Seelen vor allem derer zu besänftigen, die gewaltsam ums Leben gekommen sind. Bis heute gibt es den Kult und auch die Vorstellung, Seelen würden auf auserwählten hohen Bergen wohnen.

Besonders präsent sind die alten Ägypter. Die Bindung des Körperlichen an das Seelische war bei ihnen allgegenwärtig. Nicht nur wegen ihrer ikonenhaften Seelendarstellungen, beispielsweise durch den Ba-Vogel mit Menschenkopf, oder aufgrund des Totenkults mit Mumifizierung bis hin zu den gigantischen Jenseitsbauten als Pyramiden. Interessant ist vor allem, welche Struktur die Menschen der Seele damals zusprachen.

Den Sitz der Seele sahen die Menschen im Land der Pharaonen im Herzen. Auch hatte sie ein Gewicht, war eine feinstoffliche Größe. Deshalb wurde sie nach dem Tod entnommen und vor dem Totengericht gegen die Wahrheit abgewogen. Ging das nicht gut aus und wurde man verurteilt, warf der Richter das Herz samt Seele einem Untier zum Fraß vor. Die Seele war demnach etwas Vergängliches, etwas Zerstörbares, das vor und nach dem Körper, dem sie innewohnte, nicht existierte. Wiedergeburt oder Auferstehung waren kein Thema.

Platon hat sich ausgiebig damit beschäftigt. Er sprach der Seele Attribute zu: immateriell, unsterblich, unabhängig vom Körper existierend, angelegt bereits vor der Geburt. Auch vor der Zeugung. Und: Ihr Fortbestand über den Tod hinaus verlange, zeitlebens vor allem das Wohlergehen der Seele zu fördern. Die geeigneten Mittel dafür: Fähigkeit zur Einsicht und Suche nach Wahrheit. Das trifft die Sache sehr gut.

Wahrscheinlich war es die Niederlage der Athener im Peloponnesischen Krieg, der Platon zur Seele und zum Transzendenten geführt hat. So schön Phidias Athena in der Cella der Akropolis auch war, sie hatte nicht den Athenern geholfen. Die alte Garnitur der Götter hatte damit ausgedient. Der Blick für das Transzendente und für eine Seele entstand.

Seine Philosophie hatte weitreichende Folgen und prägte selbst noch die Kirchenväter des Mittelalters über den Umweg der Lehren von Augustinus, der wiederum stark unter dem Einfluss des Griechen stand. Zu Platons Zeiten, im fünften Jahrhundert v. Chr., wurde Seele allerdings noch *psychē* bezeichnet, gleichbedeutend mit Hauch oder Atem.

Dazu Goethes Iphigenie auf Tauris, erster Aufzug, erster Auftritt, wo Iphigenie ruft:

»Denn ach! Mich trennt das Meer von den Geliebten.
Und an dem Ufer steh ich lange Tage,
Das Land der Griechen mit der Seele suchend;«

Die Zweiheit von Körper und Seele

Als René Descartes im 17. Jahrhundert mit seinem Dualismus eine Lehre begründete, die strikte Trennung von Körper und Geist, war er Kind seiner Zeit. Ein Leidtragender des Dreißigjährigen Krieges und trotzdem Revoluzzer. Einerseits, weil auch er den menschlichen Körper als rein mechanisch funktionierende Maschine ansah. Der sterblichen Hülle wurde wenig Bedeutung beigemessen. Mit ein Grund, neben anderen, warum man Tote bis dahin kaum obduziert hatte. Das anerkannte Bild des menschlichen Gehirns dagegen, voll auf Linie mit der zeitgenössisch-christlichen Lehre, sah so aus: Es sei eine Art Römischer Brunnen. Descartes beschrieb es in bunten Worten. Und zerlegte es hinterher nach allen Regeln der Kunst.

Die blitzschnellen Wahrnehmungen des Körpers – sei es Hören, Sehen oder Fühlen – waren für ihn mit der Trägheit eines Brunnens nicht vereinbar. Er blieb zwar der geforderten Mechanik des Gehirns treu, verglich sie aber dann mit einer Orgel. Lebensgeist ströme, wie die Luft bei der Orgel, vom Gehirn über die Nerven hinab in den Körper. Unterschiedliches Empfinden und Reagieren stellte er in Analogie zu den diversen Tönen des Instruments. Ein alles in allem bedeutend schnelleres System.

Der französische Philosoph war von einer Wechselwirkung zwischen Leib und Seele überzeugt, die nur durch die Zweiheit von Körper und Geist zu erreichen war – die Geburtsstunde des Dualismus. Der Sieg der Ingenieure gegen den Theologen. Damit öffnete er eine Epoche für neue Ziele. Für den Maschinenbau. Das aber nicht im Widerspruch zur Seele. Den Sitz dieser Seele vermutete er in der Zirbeldrüse im Mittelhirn. Descartes hielt sie für ein Ventil zur Koordinierung der Gedanken. Tieren (weil Maschinen) sprach er eine Zirbeldrüse, ein solches *Seelenorgan*, fälschlicherweise ab.

Aus Descartes' Briefnachlass geht hervor, dass er seine Zeitgenossen keinesfalls vor den Kopf stoßen wollte. Vielmehr dürfte ihm das abschreckende Beispiel Galileo Galileis, dessen Zwist mit der Kirche, in die Knochen gefahren sein. Also ließ er sein Hauptwerk *Abhandlung über den Menschen* zu Lebzeiten unveröffentlicht.

Die Wirkung verfehlte es dennoch nicht. Einerseits wurde das Werk postum vom Klerus auf den Index verbotener Bücher gesetzt. Viel wichtiger war andererseits der Nachhall in Wissenschaft und Sprachgebrauch. Wenn sich Ärzte heute auf die Wechselwirkung von Psyche und Physis beziehen, indem sie Beschwerden als psychosomatisch diagnostizieren, malen sie ein Bild fort, das Descartes klar gezeichnet hat. Auch im Alltag findet die Trennung von Körper und Geist ständigen Widerhall. Wenn uns Probleme beschäftigen, wollen wir sie uns von der Seele reden. Oder uns die Seele aus dem Leib schreien.

Alles eine Folge des Dualismus.

Im 21. Jahrhundert ist Descartes' Dualismus ein Schlagwort, das die Naturwissenschaft die Nase rümpfen lässt: »In der Hirnforschung ist der Dualismus out«, sagt John-Dylan Haynes, deutsch-britischer Neurobiologe, Leiter des *Bernstein Center for Computational Neuroscience* in Berlin und Professor für Theorie und Analyse weiträumiger Hirnsignale. Die Grundhaltung dahinter: Eine Seele, sofern sie überhaupt existiere, könne bestenfalls Teil jener materiellen, neurobiologischen Prozesse sein, mit denen heute Bewusstseinsströme gemessen und erforscht werden. Als fest integrierter Bestandteil biologisch-elektronisch nachweisbarer Prozesse im menschlichen Gehirn. Als hochkomplexes, sensorisches Spiel von Neuronen und Rezeptoren. Als messbare Weitergabe und Verarbeitung von Information. Aber keinesfalls als eigenständige, unabhängig von Nervenzellen agierende Entität.

Ich meine, das genaue Gegenteil ist der Fall. Allerdings darf man Seele und Bewusstsein nicht verwechseln. Heute können wir zwischen beiden differenzieren:

Sitz der Seele ist die Ewigkeit. Hier, in unserem Universum, stoßen wir auf diese andere Komponente unseres Seins, die uns zu einem Wesen mit zwei unterschiedlichen Identitäten macht: dem Bewusstsein.

Seelen sind Teil einer Welt, die unser sehr begrenztes Sensorium nicht erfassen kann. Vielleicht sind sie Teil der wirklichen Welt. Und wir nur die Blaupause. Ein Abbild, das in einem kontrollierten System der Evolution, ein Labor namens Leben, zeigen darf, wie der Mensch Schwierigkeiten meistert, Prüfungen besteht und sich weiterentwickelt, entweder zum Schlechten oder zum Guten. Ob er sich für einen Glauben entscheidet oder dagegen. Es ändert nichts daran. Wir sind nach Seinem Abbild geschaffen.

Das sind wir.

»Bist du noch da?«, fragt das Hirn.

»Ja«, sagt der Körper. »Mir ist der Fuß eingeschlafen.«

»War dir so fad?«, fragt das Hirn.

»Im Gegenteil. Ich hab so aufgepasst, was du sagst, dass mir gar nicht aufgefallen ist, dass ich auf dem depperten Fuß lieg'. Und jetzt ist mir der eingeschlafen.« Der Körper zuckt die Schultern.

»Kannst ihn nicht aufwecken?«, fragt das Hirn.

»Schon«, sagt der Körper. »Ich müsst' halt aufstehen und den Fuß ein bisschen bewegen.«

»Wär nicht schlecht«, sagt das Hirn.

»Warum?«

»Weil wir die nächste große Etappe vor uns haben. Bis zum Ziel.«

»Geh bitte«, sagt der Körper. »Nicht schon wieder.«

»Doch, doch. Zwei große Fragen haben wir schon beantwortet«, sagt das Hirn. »Die dritte willst du nicht hören? Die letzte?«

»Na schon.«

»Dann stehen wir beide auf …« Das Hirn schickt ein paar Kommandos.

»… so!« Der Körper ächzt kurz.

»Alles okay?«

»Ja«, sagt der Körper, »wohin gehen wir?«

»Das habe ich gemeint«, sagt das Hirn und lässt den Kopf nicken.

Wohin wir gehen

Woher wir kommen, wer wir sind, wohin wir gehen. Die großen Fragen der Menschheit reduzieren sich letzten Endes auf eine Entscheidung, die nur jeder Mensch für sich selbst treffen kann. Gibt es einen Weltenbaumeister? Ja oder Nein.

Im Endeffekt ist es nicht die Frage, ob es einen Himmel oder eine Hölle gibt. Es ist die Frage der Vereinigung mit der Seele, dem Alter Ego im Jenseits. Oder dem Nachsitzen im Diesseits. Der Mensch, der an den Schöpfer festhält, an ihn glaubt, für den gibt es ihn. Und für den kommt es zur Verschränkung.

Zum Happy End in der Ewigkeit.

Der Schöpfer und das Geschöpf, beide kommen zusammen, wenn das Geschöpf es will.

Wer das nicht will, für den hat Jean Paul Sartre ein Buch geschrieben. *Huis clos* heißt es auf Französisch, zu Deutsch: *Geschlossene Gesellschaft*.

Sartre trug gern Schwarz und versprühte im Paris der Fünfzigerjahre seine Melancholie wie ein schweres Parfüm. Er war einer der Hauptvertreter des Existenzialismus, einer literarisch-philosophischen Strömung, die im Menschen auch gleich seine Existenz sah. Es bedeutet, dass der Mensch zuerst da ist, sich begegnet und danach definiert. Als einziges Wesen, das Nein sagen und lügen könne, habe der Mensch die Bürde der Freiheit und der Verantwortung. Einen Gott braucht er nicht. Er ist sich selbst genug Existenz.

Sartre und sein Seelenverwandter Albert Camus schrieben großartige Bücher. Schräges Zeug für die damalige Zeit.

Geschlossene Gesellschaft ist ein Drama. Drei Menschen – zwei Frauen und ein Mann –sitzen zusammen und wissen, sie sind in die Hölle gekommen. Sie haben Verbrechen begangen. Der Journalist Garcin hat seine Frau misshandelt und war auch sonst kein Held. Die lesbische Inès hat eine junge Frau verführt, deren Ehemann wird von einer Straßenbahn überfahren, möglicherweise handelt es sich um einen Selbstmord. Estelle, die dritte in der Runde, hat ihr Kind ermordet und ihren Geliebten in den Tod getrieben. Alle drei warten auf das Feuer der Hölle, die Qualen. Aber von Folter keine Spur. Erst mit der Zeit wird ihnen klar, was hier gespielt wird. Jeder ist dazu verdammt, den beiden anderen das Leben zu verleiden und selbst gequält zu werden. Sie drei sind ihre eigenen Folterknechte. Sie können nicht weg. Sie können nicht töten. Sie können auch nicht sterben. Sie sind dazu verdammt, zusammenzusitzen. In ihrer kleinen Welt. Das ist ihre Strafe. Es gilt der berühmte Satz: *L'enfer, c'est les autres*. Die Hölle sind die anderen. Die drei wollen ausbrechen aus diesem schrecklichen Gefängnis, sie schreien, schlagen gegen die Tür. Und irgendwann öffnet sich die Tür. Sie sehen darin eine Falle. Drängen sich zu dritt wieder zusammen. Keiner verlässt den Raum. Garcins letzte Worte: Also, machen wir weiter. Sie bleiben. Ihre Hölle ist das Leben. Ohne jenen Weltenbaumeister, nach dessen Abbild sie wurden und zu dem sie wieder zurückkehren.

Auf die Frage nach dem Wohin umgemünzt, heißt das: Wer nicht an den Schöpfer festhält, muss so weitermachen.

Nikolaus von Kues – wir sind ihm am Anfang des Buches begegnet – vertrat den augustinisch animierten, platonisierten Diskurs über das Innesein Gottes in dem, der ihn erkennt. Und das Aufgehobensein des Erkennenden im Erkannten.

Erkennen ist nach ihm nichts anderes als das, was wir heute Glauben bezeichnen.

Glauben ist Einswerden mit dem Schöpfer.

Diese Verbundenheit beschreibt Kues mit *Contractio*, Verschränkung. *Mein eigenes Sehen kommt nur zustande durch die Einwohnung der absoluten Sehkraft in meiner endlichen Sicht. Meine Subjektivität ist als Planstelle im Haushalt Gottes konzipiert und bewilligt.* Damit öffnet Kues – im 15. Jahrhundert ein universal gebildeter Philosoph, Theologe und Mathematiker – das Denken der angeregtesten Geister der Neuzeit. Nämlich dass das Subjekt, indem es sich erkennend handelt, mit dem Kredit des Absoluten arbeitet. Die Atheisten der Neuzeit lehnen diesen Kredit ab. Für den Kusaner gab es jedoch ein großes Königreich: das Absolute, in dem jedes Individuum sein eigenes Königreich zugesprochen bekommt. So ist jeder Einzelne Herr in einem eigenen Reich. In seinem Himmel könnte man sagen. Und der ist Teil des großen Himmels.

Wir gehen in die transzendentale Heimat

Irgendwann geht es dem großen Moment zu, dem Grande Finale im Diesseits, und dann ist es … noch lange nicht vorbei. Es kommt zur alles entscheidenden Frage.

Glaubst du oder glaubst du nicht? Willst du oder willst du nicht? Soll sich alles zusammenfügen oder nicht? Ja oder Nein?

Ob der Mensch glaubt, es gibt einen Schöpfer, oder ob er meint, es gibt keinen – es wird in beiden Fällen stimmen.

Wie bei den Quanten, wo zwei Zustände *gleichzeitig* existent sein können.

Wenn der Mensch will, wird ihn seine Seele mit offenen Armen empfangen.

Wenn der Mensch es nicht will, kommt er deshalb nicht in die Hölle der Qualen. Vielleicht eher in die Geschlossene Gesellschaft Sartres. Wo die Qual in der Erkenntnis besteht, sich falsch entschieden zu haben.

Wir können es besser machen.

Entscheiden Sie selbst.

○ JA ○ NEIN

Gute Wahl.

Dann gibt es nämlich auch kein Ende. Sogar das Buch geht noch weiter.

Die Abwanderung aus dem Jenseits, der Trend weg von der Spiritualität, nimmt unterdessen heute Züge einer Massenflucht an. Dass sich trotzdem viele Akteure unbeirrt auch in den Tagen der triumphierenden Aufklärung Ausflüge über die Grenzen des zerebral Feststellbaren erlauben, ist bemerkenswert. Das Hinüberschauen auf die andere Seite kann auch so gedeutet werden, dass das Geschöpf mit seinem Schöpfer die Einheit sucht. Selbst wenn der Glaube an Gott und das Jenseits schwerfällt.

Wir sind, wie wir schon zu Beginn festgestellt haben, Vertriebene und haben die ursprüngliche Heimat gegen das Exil des In-der-Welt-Seins ausgetauscht. Insgeheim sehnen wir uns nach der Heimat. Der religiös Musikalische braucht keine Nahtoderlebnisse, und der Wissenschaftler glaubt nicht daran. Dass Erzählungen darüber trotzdem boomen, zeigt nur, wie sehr sich die Menschen, auch ungläubige, danach sehnen, dorthin zurückzukehren, woher sie kommen.

Von der anderen Seite.

Ganz nah am Tod

Bis vor etwas mehr als sechzig Jahren verlief die Grenze zwischen Leben und Tod auf einer klar definierten Linie. Wenigstens nach Ansicht der Medizin. Hörte das menschliche Herz zu schlagen auf, war das gleichbedeutend mit dem Ende. Herzschlag ist gleich Leben. Kein Herzschlag ist gleich Tod. Hier Weiß. Dort Schwarz. Dazwischen – nichts.

Dann kam Peter Safar. Safar war Österreicher, der in die USA ausgewandert war, dort als Anästhesist Karriere gemacht hatte und später Weltruhm erlangte. 1957 brachte er sein Buch *ABC of Resuscitation* heraus, nachdem er zuvor Mitglieder seines Teams mit indianischem Pfeilgift betäubt und seine neu entwickelte Methode an ihnen erprobt und perfektioniert hatte.

Das Ergebnis war ein Meilenstein. Als hätte er eine Leuchtkugel in den Himmel der Medizin geschossen, bei deren Explosion in schillernden Farben dieses Wort am Firmament geschrieben stand: Revolution. Das war es dann auch. Eine Revolution der Notfallmedizin. Safars ABC stand für: Airway, Breathing, Circulation. Bei uns besser bekannt unter: A für Atemwege freimachen. B für Beatmen. C für Herzdruckmassage. Und Resuscitation für Reanimation. Die Geburtsstunde des Systems der Wiederbelebung.

Erstmals waren Mediziner, anderes Fachpersonal und später auch jeder beliebige Mensch, der mit der Technik vertraut war, in der Lage, vermeintlich Tote ins Leben zurückzuholen. Die Schwelle des Todes, diese scharfkantige Demarkationslinie zwischen Weiß und Schwarz, war keine Trennlinie mehr. Plötzlich war da sehr viel Grau dazwischen. Mehr als 50 Shades.

Man sollte das nicht als Beweis für Transzendentes ansehen, wohl aber für das Bemühen, den Tod doch nicht als persönliche Massenvernichtung anzusehen.

Safar war übrigens auch einer der ersten, der die lebensverlängernde Wirkung von Kühlung untersuchte. Heute wissen wir: Erleidet jemand neben uns einen Herzstillstand, so ist ein Herabkühlen des Körpers, neben der Wiederbelebung natürlich, das Wichtigste, um spätere Schäden des Gehirns geringzuhalten oder überhaupt zu verhindern. Indem wir ihn mit allem zudecken, was die Tiefkühltruhe aufzubieten hat – nötigenfalls auch mit gefrorenem Gemüse.

Damals, Ende der 1950er-Jahre, ließ sich auf einmal fachlich belegen, was Menschen in ihrem Naturverständnis immer schon gefühlt haben: Der Tod ist kein jäher, einzelner Moment. Der Tod ist ein Prozess. Ein schleichender Übergang. Ein Wandel, der sich aufhalten und im Idealfall sogar rückgängig machen lässt.

Dieser Vorgang des Sterbens wird seither so beschrieben: Die Organe stellen ihre Tätigkeit ein. Keine 20 Sekunden, und der Mensch verliert das Bewusstsein. Die Temperatur auf der Hautoberfläche sinkt. Das Gehirn stellt seine Funktionen ein. Enzyme treten aus den Nervenzellen im Gehirn aus und beginnen nach ungefähr fünf Minuten, irreparable Schäden anzurichten. Nach 25 Minuten sterben die Herzzellen, weitere fünf Minuten später die Zellen von Leber und Nieren. Totenflecken bilden sich, sobald das Blut aufgrund der Schwerkraft nach unten sinkt. Nach einer bis zwei Stunden beginnt das Lungengewebe abzusterben. Nach zwei bis vier Stunden setzt die Totenstarre ein, erst am Kiefergelenk, dann am ganzen Körper. Erstaunliches gibt es von der Hornhaut in den Augen zu berichten: Dort sind selbst nach einer Woche noch lebende Zellen zu finden.

John Elefteriades, Professor für Herz-Thorax-Chirurgie und Leiter an dem Yale New Haven Hospital in Connecticut, USA, meinte dazu in einem Fernsehinterview: »Wir Herzchirurgen waren früher so etwas wie die Kampfpiloten der Medizin. Immer mit höchstem Risiko unterwegs. Immer im unbekannten Gelände.« Heute sind viele Areale dieses unbekannten Geländes gut erforscht, und so wissen wir auch, sollte es tatsächlich so weit sein: Unser Körper stirbt nicht bloß einen Tod. Er stirbt viele Tode. Der Prozess des körperlichen Sterbens wird immer akribischer ausgeleuchtet.

Und wie sieht es mit dem Geist aus? Mit unserem Bewusstsein? Für die Forschung lag der Fall vor Kurzem noch klar auf der Hand. Stirbt der Körper, stirbt der Geist. Dieses Verständnis hat sich grundlegend gewandelt. So sind auch die Fragen, die inzwischen vonseiten der Naturwissenschaft gestellt werden, gänzlich andere:

Was geschieht mit dem Bewusstsein von Menschen, die wiederkehren? Wie lange kann unser Bewusstsein in uns fortexistieren, auch wenn der Körper bereits tot ist? Kann Bewusstsein ohne Körper existieren? Kann unsere Erinnerung über uns hinaus existieren?

Wie sieht es da drüben aus?

Dass diese Fragen von vielen Zeitgenossen, die nicht zu den Dümmsten gehören und keineswegs Kirchengänger sind, gestellt werden, zeigt, dass auch Gottferne ihre Prägung für den Weltenbaumeister verspüren und das in den Nahtoderfahrungen thematisieren.

2.000 Wiederkehrer aus dem Jenseits

Erst im Februar 2018 sorgten Berichte aus den USA weltweit für Aufsehen. Sie brachten das Ergebnis einer Studie in Umlauf, an der sich 15 medizinische Zentren in Nordamerika und ganz Europa beteiligt hatten. Die bisher größte Untersuchung dieser Art. Mehr als 2.000 Patienten nahmen daran teil, die alle das gleiche Schicksal eint:

Sie waren bereits tot und kamen wieder.

Sam Parnia, Chef der Intensivmedizin und Reanimationsforschung am *Langone Medical Center*, einer Universität in New York, und Leiter des Projekts, erklärte die Einzelheiten gegenüber dem angesehenen Nachrichtenmagazin *Newsweek* sowie dem Nachrichtenkanal des Medienkonzerns *CBS*, *CBS News*: »Wenn wir sagen, diese Menschen waren tot, dann gehen wir von dem Zustand aus, der in der Medizin früher so definiert wurde. Das Herz hört auf zu schlagen, die Atmung setzt aus. Das Gehirn fährt seine Aktivität gegen null. Der Mensch ist tot. Seit wir wissen, dass auch Hirnzellen bis zu mehrere Stunden auf eine Art weiterleben, sodass eine Rückkehr theoretisch möglich ist, hat sich dieses Verständnis massiv geändert.«

Und weiter: »Es ist faszinierend, dass es eine Zeit gibt, erst nachdem du und ich gestorben sind, wo die Zellen in unserem Körper allmählich in ihren eigenen Todesprozess übergehen. Ich sage nicht, dass das Gehirn immer noch funktioniert oder ein Teil in dir noch funktioniert, wenn du gestorben bist. Aber die Zellen wechseln nicht sofort von lebendig zu tot. Tatsächlich sind die Zellen viel widerstandsfähiger gegenüber dem Stoppen des Herzens, gegenüber dem Sterbenden, als wir es bisher verstanden haben.«

Spannend in dem Zusammenhang ist auch, was *Newsweek* zu berichten weiß: »Wissenschaftler, die an menschlichen Leichen arbeiten, haben von Zeit zu Zeit Gene beobachtet, die nach dem Tod aktiv sind, wie der Professor für Mikrobiologie an der Universität von Washington, Peter Noble, erklärt. Für eine in *Open Biology* veröffentlichte Studie von 2017 testeten Noble und seine Kollegen Mäuse und Zebrafische und fanden nicht nur eine Handvoll, sondern insgesamt 1.063 Gene, die aktiv blieben, in einigen Fällen sogar bis zu vier Tage nach dem Tod. Nicht nur, dass sich ihre Aktivität nicht auflöste – sie stieg an.«

Also kein Ein-Aus-Schalter, wie wir ihn aus der Epigenetik kennen. Manche Gene sind weiter aktiv. Ebenso die Proteine. Zellen versuchen weiterhin, die nicht mehr fassbaren Sauerstoffmoleküle zu ergreifen. Das Leben ist Sauerstoff. Das Leben ist Elektronik. Bis zu allerletzt versuchen unsere kleinsten Bausteine, diesem Prinzip zu folgen. Ja, sie entwickeln, wie wir sehen, Nebengleise, um ans Ziel zu gelangen. Damit es doch noch irgendwie zu einem Elektronenfluss kommt.

Zu dieser postmortalen Aktivität der Gene meinte Professor Peter Noble auch noch im Gespräch mit *Newsweek*: »Das haben wir nicht erwartet. Kannst du dir vorstellen, dass du 24 Stunden nach der Todeszeit eine Probe nimmst und die Transkripte der Gene tatsächlich im Überfluss zunehmen?«

Ziemlich viele dieser Gene, so Noble, seien Entwicklungs-Gene. Durchaus möglich, meinte er weiter, dass unser Körper in der Zeit unmittelbar nach dem Tod zu jenen zellulären Zuständen zurückkehrt, die vorhanden waren, als wir Embryonen waren. Eine zugleich faszinierende wie beunruhigende Vorstellung. Auch fand Peter Noble heraus, dass manche Tierzellen nach dem Tod des Lebewesens sogar wochenlang lebensfähig blieben. So ergibt sich auch für uns Menschen das Bild eines schrittweisen Abschaltens. Ein Sterben auf Raten.

Sie sahen ein helles, warmes Licht

Die Patienten, mit denen Sam Parnia in New York und die anderen, internationalen Teams arbeiteten, durchliefen allesamt diesen Prozess des Soeben-Gestorben-Seins. Das heißt: Sie befanden sich in einem Zustand, bei dem die Vitalfunktionen zur Gänze ausgesetzt hatten. Herz. Atmung. Hirnfunktion. Die Augen geschlossen. Von außen wie versteinert. Sie waren klinisch tot. Manche für zehn Minuten. Andere wesentlich länger. Bis zu einer Stunde und mehr.

Dennoch kehrten sie mit den Mitteln der modernen Medizin zurück ins Leben. Ohne Schäden davonzutragen. Die Forschungsarbeit bestand nun darin, herauszufinden, was mit dem Bewusstsein der Patienten in dieser Zeitspanne geschah. Bekamen sie etwas mit? Wenn ja, was? Dr. Parnia: »Wir haben nicht erwartet, dass diese Menschen in jener Zeit, wo ihre Körperfunktionen nicht mehr vorhanden waren, so etwas wie ein Bewusstsein haben könnten. Doch das Gegenteil war der Fall. 40 Prozent von denen, die wir zurückholen konnten, hatten sehr deutliche Wahrnehmungen gehabt, was mit ihnen geschah. Obwohl sie technisch gesehen tot waren.«

Welche Wahrnehmungen?

»Zehn Prozent hatten sehr mystische Erlebnisse. Sie beschrieben eine äußerst friedvolle Atmosphäre. Sie sahen ein helles, warmes Licht kommen. Auch tote Verwandte. Ein Gefühl von Perfektion und Leichtigkeit und Liebe stellte sich ein. Interessanterweise haben die meisten ihr Leben nachher radikal geändert. Sie verwandelten sich auf eine positive Weise. Sie begannen, altruistisch zu agieren, sich für andere

Menschen zu engagieren. Auch verloren sie ihre zuvor große Angst vor dem Tod.«

Zwei Prozent aller Patienten, erzählt Sam Parnia, nahmen die Zeit ihres körperlichen Todes überhaupt vollkommen bewusst wahr. Obwohl ihr Bewusstsein von außen natürlich erloschen schien. Sie konnten im Detail beschreiben, was in dieser Zeit mit ihnen geschah. Die Abläufe der Wiederbelebung und so weiter.

Zu genau dieser Art von Nahtoderfahrung gab es auch früher immer wieder Berichte. Aus nahezu allen Epochen und Kulturkreisen der Menschheit. Bisher wurden sie von der Fachwelt verteufelt oder verspottet. Obwohl vier Prozent aller Befragten bei einer repräsentativen Erhebung durch Berliner Soziologen sagen, selbst Nahtoderfahrungen gemacht zu haben, werden sie als Halluzinationen abgetan. Als Inszenierungen des Gehirns. Als letzte Show.

Als Beweis dafür sollen Laborversuche mit Ratten herhalten, die Jimo Borjigin und ihr Team an der Universität von Michigan anstellten. Die Hirnareale der Tiere wurden unmittelbar nach einem Herzstillstand stimuliert und zeigten einen jähen Anstieg der Hirntätigkeit. Ein finales Feuerwerk. Sonst nichts. So sieht das auch der deutschen Ethnologe und Kulturhistoriker Hans Peter Duerr, der in seinem Wälzer *Die dunkle Nacht der Seele* (2015) dagegen antrat: »Zu glauben, dass solche Fähigkeiten oder Zustände sich mitunter von dem Organismus ablösen und sich beispielsweise durch einen Tunnel irgendwohin begeben könnten, ist so sinnlos wie die Vorstellung, man könnte mit einem Hammer einen Gedanken flach klopfen.«

Hirnforscher glauben inzwischen, dass es nur noch eine Frage der Zeit ist, bis Licht in die Lichterscheinungen kommt. Dass es möglich sein wird, Nahtoderlebnisse aufzuzeichnen.

Dazu passt das Schicksal des Amerikaners Eben Alexander. Auf den ersten Blick sieht er aus wie Pierce Brosnan. Alexander ist selbst Neurowissenschaftler und war im Jahr 2008 für sieben Tage ins Koma gefallen, als Folge einer bakteriellen Meningitis. Seine Ärztekollegen hatten dem damals 54-Jährigen keine Überlebenschance eingeräumt, und wenn doch, nur mit massivsten Hirnschäden. Alexander überlebte und trug keinerlei neurologische Spätfolgen davon. Seine Erfahrungen dieser Zeit im Koma und alle Schlüsse, die er daraus zog, schrieb er in dem 2012 veröffentlichten Buch *Proof of Heaven* nieder (in der deutschen Ausgabe *Blick in die Ewigkeit*). Ein Bestseller.

Damals schon folgerte Alexander, dass es ich-bewusste Erfahrungen gibt, die nicht zwingend an die Funktion der Hirnrinde gebunden sind. Anders als bei vielen Patienten der Großstudie rund um Dr. Parnia hatte der Gehirnforscher keine friedvollen Lichterscheinungen. Wenigstens nicht zu Beginn. Er sprach von einer schlammigen Umgebung und von sich selbst wie in einer Regenwurmperspektive. Erst später stellten sich positive Erfahrungen ein.

Dazu die Berichte einer Wienerin aus allerjüngster Zeit, die ebenfalls schon drüben war und wiederkehrte. Mediziner in Österreichs größtem Spital AKH hatten sie gerettet. Sie sprach hinterher von ausnahmslos furchtbaren Erscheinungen. Vom Gefühl, von wilden Tieren aufgefressen zu werden und Ähnlichem. Dass diese düsteren, angsterfüllten

Schreckensbilder eine Art jenseitiger Spiegel ihres ebenso düsteren Lebenswandels oder gar eine Vorausschau auf eine nachfolgende Existenz sein könnten, ist nicht so abwegig. Immerhin war die Frau das, was man in Wien als Puffmutter bezeichnet. Die Leiterin eines Bordells. Und ihre Lebensführung war so, dass ihr Umfeld sie hinter vorgehaltener Hand als durch und durch schlechten Menschen bezeichnete.

Zurück zu Dr. Sam Parnia und den Ergebnissen seiner Studie. Welche Erklärungen haben er und seine Kollegen dafür, dass viele Patienten so etwas wie ein Licht sahen, andere nicht?

»Aus unserer Sicht gibt es zwei Möglichkeiten. Wir können sagen: Nur manche sehen es. Wie bei uns rund zehn Prozent der Patienten. Oder wir sagen: Jeder sieht es, doch unglücklicherweise vergessen es die anderen wieder. Vermutlich als Folge der massiven Beeinträchtigung durch die medizinische Behandlung während dieser Zeit sowie unmittelbar nach der Rückkehr ins Leben. Die neuesten Untersuchungen, die wir zurzeit anstellen, deuten jedenfalls in genau diese Richtung. Dass nämlich viel mehr oder vielleicht sogar alle diese Erlebnisse haben, aber wieder vergessen.«

Welche Schlüsse ziehen Sam Parnia und die anderen Wissenschaftler daraus?

»Wir können es nicht erklären. Nach unserem Modell, wenn Menschen tot sind, dürfte da auch kein Bewusstsein vorhanden sein. Meine Vermutung ist: Bewusstsein könnte in der Lage sein, sich fortzusetzen. Es wird also nicht vernichtet, wenn eine Person diesen Prozess des Todes durchläuft. Und womöglich auch nachher nicht. Diese Entität, die wir Geist oder Bewusstsein nennen, scheint tatsächlich nicht ausgelöscht zu werden, nur weil wir die Schwelle des Todes überschritten haben. Aus den Beweisen, die wir bisher haben, müssen wir solche Schlüsse ziehen. Wie lange diese Phase des weiterexistierenden Bewusstseins nach hinten reicht, also über den physischen Tod hinaus, können wir nicht sagen.«

Der religiös musikalische Mensch hört diese Botschaften gerne. Allerdings: Er würde sie gar nicht benötigen. Der Pathologe bezweifelt sie und kann sie auch anders erklären. Sehr wohl aber sind sie Zeugen, dass auch jene Zeitgenossen, für die Ostern und Auferstehung keine Begriffe mehr sind, Vergleichbares berichten und auch daran glauben.

Virtuelle Wiedergeburt

Cathal Gurrin, Professor und Datenspezialist an der Dublin City University, will den Tod nicht akzeptieren. Er und sieben weitere Forscher erforschen das Erhalten von Erinnerung in digitaler Form. *Extreme Life Loggers* nennen sich die Probanden, mit denen Cathal Gurrin arbeitet. Durchweg junge Menschen, die jede Aktivität von früh bis spät aufzeichnen. Ein jahrelanges Rund-um-die-Uhr-Protokollieren von allem. Ob mit Körperkameras, anhand von selbst erstellten Dokumenten oder Fotografien oder mit sogenannten Activity Trackern, die ständig Herzfrequenz, Energieumsatz, Schlafqualität und vieles mehr festhalten.

Alles in allem eine Springflut von Daten, mit denen ganze Leben festgehalten werden. Einerseits, wie Cathal Gurrin sagt, um es zu einer Art Assistenz-Gedächtnis zu entwickeln, mit dem das aktuelle Hirn eines lebenden Menschen ergänzt werden kann. Andererseits als Laufwerk des Lebens, über das eine Existenz nach dem irdischen Tod rekonstruiert werden kann. Vorerst als Datensatz, verwaltet von Algorithmen, der später von nachfolgenden Generationen abrufbar ist.

An der Universität Harvard wird im Rahmen der *Brain Preservation Foundation* geforscht, die neuronalen Verbindungen des Gehirns zu erfassen, zu kopieren, zu speichern. Wie Urlaubsfotos, die man nicht verlieren will und sicherheitshalber von der computer-internen Festplatte auf eine externe überträgt. Das Gehirn soll zu digitalen Kopien unser selbst gescannt werden, Scheibe um Scheibe wie eine aufgeschnittene Mortadella, Verknüpfung um Verknüpfung, um das später wiedererweckte Bewusstsein an einen neuen Körper anzuschließen. Einen nicht zwingend biologischen Körper. Vielmehr an Replikanten, die es auch schon gibt. Wie zum Beispiel jenen des japanischen Robotikers Hiroshi Ishiguro, der Androiden baut, die Menschen zum Verwechseln ähnlich sehen.

Erste Erfahrungen mit dem, was sie digitalisierten Geist nennen, haben die Forscher anhand von Schweinegehirnen gemacht. Die wurden bei minus 135 Grad Celsius tiefgefroren. Wieder aufgetaut, stellte sich heraus, dass ihnen zwar nicht neues oder altes Leben eingehaucht werden konnte, dafür aber die neuronalen Verbindungen erstaunlich gut erhalten waren.

Auf Basis dieser unterkühlten Erkenntnisse sollen jetzt Karten erstellt werden, die alle Verbindungen im menschlichen Hirn festhalten und kopieren. Das Gehirn soll auf diese Weise als rein stoffliche Basis betrachtet werden und getrennt davon: die darin gespeicherte Information. So wie die Festplatte eines Computers und die Bits, die darauf abgelegt werden.

Wenn man bedenkt, dass der durchschnittliche Mensch über 100 Milliarden Neurone im Gehirn verfügt und die Zahl der Verbindungen zwischen diesen Neuronen noch viel höher ist, erscheint die Aufgabe kaum lösbar. Trotzdem sind die Forscher zuversichtlich. Nicht zuletzt, weil es immer Menschen gibt, die sich ihre digitale Wiedergeburt nicht nur wünschen, sondern auch leisten können. Für ein zweites, eventuell digitales Leben sind Menschen bereit, alles zu geben.

Dabei wäre es einfacher, das Transzendente zu akzeptieren und die Ewigkeit analog zu umarmen.

Wohin gehen wir – beeinflusst von der Außenwelt?

Wir entwickeln uns stetig weiter. Welchen Einfluss die Umwelt hat, beschrieb Darwin eindrucksvoll auf Galapagos. Die Entwicklung der Arten war ein Highlight. Evolutionstechnisch sprießten die Triebe des Wissensdrangs. Erstaunlich dabei, dass eben auch äußere Faktoren auf die Arten, mithin auf uns, einwirken. Schon beim Sauerstoff konnte man es retrospektiv beobachten. Sein Erscheinen hat das Leben grundsätzlich verändert.

In ähnlicher Weise beobachten wir es heute. Eine dieser neuen Erscheinungen sind Verbindungen aus Antibiotika, der Schädlingsbekämpfung und der Kunststoffindustrie.

Kurzum, wir sind umzingelt von Pillen, Pestiziden und Plastik.

Sie alle haben eine verheerende Langzeitwirkung. Die beim Mann rapid abnehmende Spermaqualität wird damit in Verbindung gebracht. Der Bogen reicht wahrscheinlich weiter bis zum Bewusstsein.

Und das Schlimme: Es gibt kein Entkommen.

Mikroskopisch kleine Kugeln und Fasern aus Kunststoff sind in der Luft, im Boden, in Bächen und Flüssen, im Meer – und in der Nahrungskette. In Speisefischen und Muscheln wurden die kleinen Teilchen nachgewiesen wie in Fleur de Sel. Selbst in Flaschen abgefülltes Wasser enthält Mikroplastik, wie Untersuchungen zeigen. Welche Folgen die Aufnahme konkret hat, ist noch kaum erforscht. Ein Indiz geben Miesmuscheln, die nach Fütterungsexperimenten Entzündungsreaktionen zeigten.

Getränkeflaschen, Wasserkocher, Zahnbürste, Peelings und Duschgels – Plastik ist überall. Erstmals wurden jetzt auch im menschlichen Körper Spuren des hohen Plastikverbrauchs nachgewiesen. Forscher der Medizinischen Universität Wien und des Umweltbundesamts analysierten Stuhlproben aus sechs Ländern und fanden in allen Mikroplastik. Das sind Kunststoffteilchen, die kleiner als fünf Millimeter sind. Im Schnitt wurden 20 Mikroplastikteilchen pro zehn Gramm Stuhl gefunden. Am häufigsten war Polypropylen, das für Flaschenverschlüsse und Klebebänder verwendet wird, aber auch Polyethylenterephthalat, kurz PET, das man von den handlichen Trinkflaschen kennt.

Mikroplastik entsteht ungewollt durch Zerkleinerung oder Zerfall größerer Plastikteile in der Umwelt, etwa im Meer. Manchen Produkten wie Kosmetika und Reinigungsmitteln werden Plastikteilchen beigesetzt.

Was die bisher gewonnenen Erkenntnisse über Mikroplastik und Schadstoffe für die menschliche Gesundheit bedeuten, ist unklar. Immerhin isst der Mensch im Gegensatz zum Seehund eher wenig Fisch und verputzt den auch nicht als Ganzes. Muscheln dagegen schon.

Auf ein weiteres Problem mit Mikroplastik wies der Mikrobiologe Gunnar Gerdts vom Alfred-Wegener-Institut (AWI) auf der Insel Helgoland in einer Publikation 2016 hin: In Biofilmen, die sich auf kleinen Kunststoffpartikeln bilden und in denen Bakterien, Pilze und Kleinstalgen gedeihen, können krankheitserregende Bakterien leben. Sogenannte Vibrionen, die Durchfall und schwere Entzündungen verursachen. In einer Untersuchung von Wasserproben aus Nord- und Ostsee wiesen Gerdts und sein Team Bakterien an Plastikpartikeln nach.

Sie binden aber nicht nur Bakterien, sondern auch hormonaktive Stoffe.

Die kleinen Kunststoffteilchen, die schon selber gesundheitsschädliche Zusatzstoffe wie Bisphenol A oder Weichmacher, sogenannte Phthalate, enthalten können, binden nämlich Schadstoffe, die das Meerwasser oder den Boden belasten. Darunter solche, die aufgrund ihrer Giftigkeit und ihrer Langlebigkeit inzwischen verboten oder im Gebrauch eingeschränkt sind, wie polychlorierte Biphenyle (PCB) und polyzyklische aromatische Kohlenwasserstoffe (PAK): hormonell wirksame Chemikalien in vielen Alltagsprodukten. Sie bereiten Wissenschaftlern Sorgen. In einer Petition an die EU fordern sie ein empfindlicheres Radar für diese Stoffe.

Genau hier stellt sich die Frage: Wohin gehen wir? Wissen wir das wirklich, wenn wir kühl von Umweltbelastungen reden? Von Dingen, die von außen auf uns wirken, Tag und Nacht, jede Sekunde, die wir atmen? Wie entwickelt sich die offene Gesellschaft des Lebens?

Der weibliche Mann

Die äußeren Umstände machen es einem nicht immer leicht. Die Fruchtbarkeit sinkt. Die Geschlechter verflachen. Pille und Umweltgifte machen die Männer immer weiblicher. Biologische Unterschiede werden radikal weggegendert. Es passiert eine ideologische Umerziehung zum Femininen.

Und schuld an dem Ganzen sind auch hormonähnliche Stoffe.

Jede Frau weiß, was natürliches Östrogen ist und was es bewirkt. Es ist die Substanz, die eine Frau zur Frau macht. Im rein biologischen Sinn. Der Mann bildet in seinem Körper ebenfalls Östrogene, nur deutlich weniger. Östrogen ist der Startschuss für das Wachstum der weiblichen Brust und der Schambehaarung. Der Motor der Fortpflanzung, weil es hilft, die Eizelle befruchtungsfähig zu machen und gut durch den Eileiter zu bringen. Östrogen fördert den Aufbau der Gebärmutterschleimhaut, hilft beim Nestbau für die Eizelle.

Östrogen ist im System Frau allgegenwärtig. Es wird in den Eierstöcken produziert, in der Plazenta, sogar in der Nebennierenrinde. Östrogen schwankt mit den Phasen weiblicher Zyklen, löst den Eisprung aus, sorgt während der Schwangerschaft mitunter für Wachstum und gute Durchblutung der Gebärmutter. Außerdem regt Östrogen auch beim Mann das Immunsystem an, hilft beim Knochenwachstum und beim Speichern von Gedächtnisinhalten, etwa von Geräuschen oder Sprache. Und: Östrogen verabschiedet sich allmählich aus dem Leben der Frau, wenn der Wechsel anklopft. Mit ihm geht dieses andere Multitalent in den Vorruhestand, das Gelbkörperhormon Progesteron. Kurzum, das natürliche Östrogen ist ein Segen, unverzichtbar für die Existenz.

Es gibt auch dieses andere Östrogen, das künstliche. Das Gegenteil von einem Segen. Es hat eine fatale, entgegengesetzte Wirkung. Und es gibt dieses synthetische Östrogen mittlerweile in einem Ausmaß, dass schon vor einem Vierteljahrhundert die britische Zeitschrift New Scientist einen Wissenschaftler zitierte: »Wir sind heute umgeben von einem künstlichen Ozean von Östrogenen.«

Das war 1994. Seither ist der Anteil synthetischer Östrogene in der Welt um ein Vielfaches explodiert. Wir sind nicht umgeben von einem Ozean. Wir sind überflutet und längst untergegangen.

Die Synthetik verändert die menschliche Hormonwelt massiv. Eine Revolution globalen Ausmaßes, deren dramatische Folgen systematisch runtergespielt werden. Vor allem von denen, die uns damit beglücken: die Industrie und ihre Handpuppen in der EU und dem Rest der Welt. Synthetische Stoffe mit Östrogenwirkung sind praktisch überall zu finden: in Waschmitteln, Herbiziden, Pestiziden, Kosmetika, Antibiotika, Brandschutzmittel. Sogar in Autositzen und allen möglichen Kunststoffen, die man im Alltag verwendet. Und natürlich auch in der Pille. Hier die Geschichte ihres Vaters.

Als Carl Djerassi 1949 aus Österreich in die USA emigrierte und später auf die Firma Syntex stieß, konnte der damals 30 Jahre alte Chemiker auf einer Reihe vorangegangener Experimente aufbauen, die den weiblichen Hormonhaushalt mit einem synthetischen Verhütungsmittel zu regulieren versuchten. Vor allem in Europa waren teils im späten 19., insbesondere aber im 20. Jahrhundert große Erfolge erzielt worden. Deutsche Chemiker hatten 1938 erstmals künstlich Progesteron hergestellt. Die Nationalsozialisten lösten alles an Arbeitsgruppen auf, was in diese Richtung forschte. Die arische Frau durfte nicht daran gehindert werden, dem Führer möglichst viele Kinder zu schenken. Daher wanderte die Forschung nach Amerika ab. Der Zufall spielte dem US-Chemiker Russell Earl Marker in die Hände, als er im mexikanischen Dschungel auf die Yamswurzel stieß und ihr Potenzial erkannte. Als billiger Rohstoff zur Herstellung künstlicher Steroidhormone. Schlagartig fiel der Preis für die Synthese von einem Gramm Progesteron von damals tausend auf zwei Dollar und weniger. Noch in Mexiko gründete Mister Marker die Firma Syntex, doch Intrigen und Sabotage ließen ihn das Weite suchen. Er kehrte in die USA zurück.

Dann stieg Carl Djerassi, er forschte übrigens auch an Insektenpestiziden, bei Syntex ein. Schon zwei Jahre später, 1951, kam der Durchbruch. Im Labor in Mexiko gelang, wie Djerassi später schrieb, »die chemische Geburt der Pille«.

Es dauerte noch neun Jahre, ehe die erste Anti-Baby-Pille in den USA auf den Markt kam. Von da an revolutionierte sie die Welt wie kaum etwas. Kritik, er habe ein Instrument gegen das Leben geschaffen, begegnete Djerassi bis zu seinem Tod 2015 immer auf diese Weise: Er habe nicht gegen Babys gewirkt, sondern für die Emanzipation der Frau.

Der weltweite Anteil der Pille an synthetischen Östrogenen ist nicht zu unterschätzen. Das belegen beispielsweise Untersuchungen an der zentralen Großkläranlage für Wien-Umgebung, wo Messungen am späten Vormittag, gegen 11 Uhr, einen massiven Anstieg des Östrogenspiegels im Abwasser ergaben.

Der Grund: Zu dieser Zeit traf der gesammelte Morgenurin ein und mit ihm das synthetische Östrogen der Anti-Baby-Pillen Tausender Frauen.

Als alleinigen Östrogensünder abstempeln darf man die Pille natürlich nicht. Den größten Anteil an der Östrogen-Schwemme tragen die Umweltgifte. Sie sind eine Weltseuche und der entscheidende Faktor im hormonellen Wandel der Menschheit.

Seit Jahren werden Beweise auf den Tisch gelegt und sofort wieder weggewischt. Wissenschaftliche Belege zu Hunderten aus der ganzen Welt, wie zum Beispiel diese unter dem Titel *Hormoneffekte von Chemikalien* von der Universität in Heidelberg. Von Bisphenolen angefangen bis zu den berühmt-berüchtigten Weichmachern, die auch in billigem Kinderspielzeug stecken, ist da die Rede.

Die Liste schädlicher Substanzen, genannt endokrine Disruptoren, ist endlos. Endokrin steht für: die Drüsen mit innerer Sekretion betreffend. Unter einem Disruptor versteht die Polizei ein Hochdruck-Wassergewehr zur Entschärfung von Bomben aus der Distanz. Störenfriede. Innere Saboteure.

Sie schaffen Chaos. Überall, hocheffektiv und nachhaltig. Insbesondere was den biologischen Unterschied von Mann und Frau betrifft. Hauptbetroffen sind Schilddrüse, männliche Hormone und Progesteron, indem sie in ihrer Funktion beeinträchtigt oder in ihrer Wirkung reduziert werden. Und natürliches Östrogen, indem es verstärkt wird. Der Prozess dieses Wandels bekommt eine neue Bezeichnung:

Schleichende Östrogenisierung. Allerdings nicht von den Eierstöcken, sondern von der Industrie.

Horror und Hormone

Es begann in der Tierwelt: Im Mai 1994 übertitelte der Spiegel eine große Reportage: *Ein Ozean von Hormonen*. Der Artikel liest sich, als hätte Stephen King an seinem *Friedhof der Kuscheltiere* weitergeschrieben. Die Fakten: Der Nachwuchs des Weißkopfadlers, stolzes US-Wappentier, zieht verkrüppelten Nachwuchs auf; Alligatorenmännchen tragen verkrümmte Penisse; Panther leiden an Hodenhochstand; Fischarten wie der Stör stellen mancherorts überhaupt die Fortpflanzung ein. Britische Wissenschaftler berichten von Forellen- und Karpfenmännchen, die reihenweise zu Transsexuellen mutieren, insbesondere, wenn sie in der Nähe von Kläranlagen leben, deren Abflussrohre in nahe Gewässer münden. Kurzum, eine schleichende Verweiblichung wirbelte das Reich der Wildtiere Mitte der Neunzigerjahre durcheinander. Damals schon standen die Auslöser dieser Metamorphose fest: künstliche Östrogene.

In Pflanzen und Tieren sammelt sich synthetisches Östrogen an, um über die Nahrungskette in die Körper der Menschen zu gelangen. Stillende Mütter geben die Hormone an ihre Babys weiter. Ein Teufelskreis. Die schleichende Östrogenisierung schlägt sich beim Homo sapiens um ein Vielfaches dramatischer nieder als in der Tierwelt. Vor allem weil sie auch Gehirn und Bewusstsein tangiert.

Die Menschen werden immer unfruchtbarer. Auch wenn die Weltbevölkerung nach wie vor wächst und bis 2050 auf 9,8 Milliarden Erdenbewohner ansteigen soll. Ebenso sagen die Modelle, dass es sich bald ausgewachsen hat. Das hat mit vielen Faktoren zu tun, unter anderem mit der durchschnittlichen Geburtenzahl pro Frau. Im Westen ist sie ohnedies gering und weiter rückläufig.

Selbst wenn wir einberechnen, dass die Menschen ohne Gen-Pille immer älter werden, ist der Scheitelpunkt bald erreicht. Irgendwann zwischen dem Jahr 2050 und 2100, sagen die Experten. Und von da an geht es im selben Maße, wie es zuvor exponentiell nach oben gegangen ist, exponentiell nach unten. 2,3 Milliarden sollen es nach dieser Rechnung bis ins Jahr 2300 sein.

Fakt ist auch: Die Zahl der künstlichen Befruchtungen nimmt dramatisch zu. Das liegt daran, dass Frauen immer später ihr erstes und oft auch einziges Kind bekommen. Dass sie teils auf Nummer sicher gehen wollen. Dass sie manchmal nach nur drei Monaten den Glauben an eine natürliche Empfängnis verlieren und sich lieber an das nächste Labor wenden. Sicher ist sicher.

Noch mehr auf Nummer sicher geht man bei der Geburt. Die Zahl der Spontangeburten sinkt und sinkt, der Kaiserschnitt ist nicht die Ausnahme, wird eher die Regel. Selbst wenn er nicht notwendig wäre. Dass Kaiserschnitt-Kinder wesentlich stressintoleranter sein können als andere, ist nicht neu. Zwar beschert die Spontangeburt dem Kind einigen Stress, zugleich baut sie – epigenetische Prägung – für später einen Schutzschild genau gegen Stress auf.

Der Weg zur künstlichen Befruchtung wird oft gewählt, weil die Spermaqualität des Partners nicht ausreichend ist. Nicht nur die Konzentration der verfügbaren, männlichen Samenzellen ist in den vergangenen Jahrzehnten um mehr als fünfzig Prozent zurückgegangen – auch die abgegebene Menge pro Samenerguss. Um bis zu 60 Prozent. Und bei diesen teils nur noch 40 Prozent der ohnedies nur noch halben Menge lässt die Qualität obendrein mehr und mehr zu wünschen übrig.

Ursachen: Stress, Übergewicht, Nikotin, Medikamente. Die Klassiker. Neuerdings auch: Strahlenbelastungen durch Mobiltelefone in der Hosentasche, zu enge Unterhosen. Ja, sogar Sauna und Sitzheizung (oder der Bromgehalt im Sitz selbst) stehen unter Verdacht, weil zu viel Wärme dem internen Kühlsystem der Hoden schadet. Und dann, in ihrer Wirkungsweise besonders durchschlagkräftig, die Umwelteinflüsse. Einer der Hauptangeklagten auf der Bank: Industrie-Östrogen.

Was bin ich?

Wohin gehe ich? Gibt es auch in der Geschlechterrolle eine offene Gesellschaft?

Die Biologie ist mittlerweile davon abgerückt, es gebe nur zwei Geschlechter: da männlich, dort weiblich. Längst wurde die Klassifizierung ausgeweitet. Immerhin ist jedes 500ste Kind intersexuell, kommt also ohne klar definierte Zugehörigkeit zu einem Geschlecht zur Welt. In den ersten sechs Wochen der Schwangerschaft sind wir – von außen betrachtet – geschlechtslose Urwesen. Erst dann bilden sich erkennbare Merkmale.

Interessant in diesem Zusammenhang, dass die Natur im Fall eines Fehlers, oder sagen wir: einer Unklarheit, immer den Hang zum Femininen zeigt. Im Zweifel entscheidet sie sich für den weiblichen Phänotyp.

Die klassischen Mann-Frau-Säulen früherer Tage gehören der Vergangenheit an. Heute werden Männer tendenziell immer weiblicher. Wobei: Männliche Merkmale bei Frauen und weibliche bei Männern gab es seit jeher, aber bei weitem nicht in diesem Ausmaß wie heute. Wer einst Zweifel am eigenen Geschlecht hegte, Probleme mit Selbstwahrnehmung, Selbstzuschreibung und Identität hatte, schwieg darüber. Man unterdrückte diese Art von Gefühl. Wer es nicht tat, wurde üblicherweise als krankhaft gestört abgeurteilt, weggesperrt, oder man versuchte, ihn gewaltsam umzuerziehen. Dass das Gott sei Dank heute nicht mehr so gesehen wird, ist nicht nur eine Folge der zunehmenden Liberalisierung, sondern eine Zunahme der Zahl der Betroffenen.

Vor 15 Jahren übrigens wurde auf unserer Abteilung im Wiener AKH die erste Ambulanz für Menschen gegründet, die mit ihrer Identität nicht zurechtkamen.

Wohin gehen wir, wenn die Grenzen des Geschlechterbewusstseins zerrinnen wie Butter in der Sonne? Das ist auch eine sozio-philosophische Grundfrage.

Biologisches Ich & Gender-Inquisition

Menschen, die sich weder dem einen noch dem anderen biologischen Geschlecht zugehörig fühlen, sind in einer Minderheit. Aber es werden immer mehr. Auch bei Kindern und Jugendlichen ist das zu beobachten. Worauf eine aufgeklärte Gesellschaft am meisten verzichten kann, sind Menschen, die sich darüber diffamierende Urteile anmaßen. Oder eine ideologische Umerziehung betreiben.

Dasselbe gilt für die Homosexualität, auch wenn sie, rein evolutionär betrachtet, die Spezies Mensch in einer Sackgasse enden ließe. Das ist allerdings keine Brille, mit der wir das betrachten sollen. Der Kampf von immer mehr Menschen, aus einem biologischen Niemandsland an ihr persönlich stimmiges, biologisch und sozial anderes Ufer zu gelangen, ist hart genug und keinesfalls beneidenswert.

Unausgesprochen wird es doch zu einem zentralen Thema. Ändert die Hormonbelastung der Umwelt – die bis in die Schwangerschaft hineinreicht – nicht nur das Reproduktionsverhalten, sondern vielleicht auch Regionen im Gehirn, die besonders hormonsensitiv und für die Einschätzung von Sachverhalten mitentscheidend sind?

An dieser Stelle, untrennbar verbunden mit dem Wandel der Gesellschaft, kommt ein Mahnwort unserer Zeit ins Spiel: Gender. Im Englischen wird strikt zwischen *sex* und *gender* unterschieden. Sex für das rein biologische Geschlecht. Gender für alles, was das psychosoziale Geschlecht betrifft, als Produkt gesellschaftlicher und kultureller Faktoren, Prägungen und Normen – obwohl das eine willkürliche Nomenklatur ist. Dabei ist das Verhalten von Männern und Frauen von zentraler Bedeutung. Die Geschlechterrollen, die Männer/Frauen einnehmen.

Der regelrechte Gender-Boom (Facebook bietet bereits mehr als 50 Varianten an) ist längst zu einer Gender-Trance verkommen. Die flächendeckende Belehrungswut schlägt sich in allen Lebensbereichen nieder. Oft zum Leidwesen der Frauen, weil auch sie mehrheitlich nicht viel damit anzufangen wissen.

Vor allem, wenn es ins Überschießende ausufert. Was die boomende Genderforschung allerdings nicht daran hindert, biologische Gegebenheiten mit Gewalt auszubügeln. Die Evolutionsbiologie mit ihren Kenntnissen wird mittlerweile als *Biologismus* bezeichnet. Die Nachsilbe -ismus dient dabei allein, die Wissenschaft an den Rand einer Weltanschauung zu stellen. Als eine von vielen verzichtbaren.

Genauso wenig wie es Mathematismen oder Physizismen gibt, genauso wenig gibt es Biologismen. Was es wiegt, das hat es.

Mit Gleichberechtigung hat das längst nichts mehr zu tun.

Wie groß diese rein biologischen Unterschiede sind, weiß man mittlerweile auch in der Medizin. Lange Zeit wurden Männer und Frauen mit Medikamenten gleich behandelt. Bis die oftmals extrem unterschiedliche Wirkung ans Licht kam. Die biologische Vielfalt hat den Platz eingenommen, der ihr zusteht. Die Zweigeschlechtlichkeit schafft nicht nur unterschiedliche Genitalorgane, sondern auch oft grundlegende Verschiedenheiten im Immunsystem, in Herz und Kreislauforganen, im Stoffwechsel und in den Neurotransmittoren – Bereiche, in denen selbst die willkürlichen Differenzierungen von Sex und Gender verwischen.

Ähnlich bei Kindern. Obwohl Buben sich seit jeher bei der Wahl ihrer Spielzeuge eher der Technik zugeneigt zeigen und Mädchen eher Puppen bevorzugen, wird versucht, das als überkommendes Klischee aus der Steinzeit darzustellen. Dieses Anderssein soll nach Möglichkeit weggegendert werden. Als wollte man die biologische Uhr mit Gewalt für alle auf denselben Wert stellen.

Oder zumindest die biologischen Grenzlinien ausradieren.

Diese Unterschiede, mitunter durch den Testosteronspiegel bedingt, wurden sogar bei Affenbabys festgestellt. Zwischen Affenmädchen und Affenbuben. Und Affeneltern kann man kaum vorwerfen, sie würden ihren Nachwuchs beeinflussen und auf diese Weise gesellschaftspolitischen Missbrauch betreiben. Bloß um das alte Rollenverständnis beziehungsweise die naturgegebenen Unterschiede zwischen Männlein und Weiblein aufrechtzuerhalten.

Die Konzeptionisten der neuen Gesellschaft aber – nicht unberührt von den möglichen Gehirnwirkungen endokriner

Disruptoren – sehen den Menschen unisex. Weder sie noch er. Es. So muss Mensch. Ein androgynes Geschöpf, das seine Bestimmung erst suchen soll. Ein Wesen, das in einer digitalisierten Welt seinen austauschbaren Platz einnimmt und ihn wieder freimacht, wenn die Zeit um ist. Die Ewigkeit wartet für dieses Es als Speicherplatz auf der virtuellen Wolke Sieben, in der Cloud.

Erstaunliches in Sachen Gendern ist aus dem deutschen Freiburg zu berichten: Dort wurde ein heftiger Streit über den Botaniker Carl von Linné vom Zaun gebrochen: Linnés Erkenntnisse wurden plötzlich als pseudowissenschaftlich abgewertet. Obwohl er seiner Zeit weit voraus war. Immerhin erkannte er um 1750 als Erster, dass auch Pflanzen unterschiedliche Geschlechter aufweisen, weil unterschiedliche Blütenteile. Männliche und weibliche. Die Folge: Linné landete (mit elf anderen) auf einer Watchlist und wird seither aus dem Eck der bundesdeutschen Genderforschung beharrlich diskreditiert. Und aus Princeton, USA, kam überhaupt gleich der Vorwurf über den Großen Teich, Linné habe mit seinem 3.400 Seiten starken Werk *Systema Naturae* nichts als puren Sexismus betrieben.

Londa Schiebinger, feministische Geschichtsprofessorin an der Elite-Uni Princeton, ist eine der streitbarsten Stimmen in diese Richtung. In einer Rezension über Schiebingers Buch Am Busen der Natur, abgedruckt in der deutschen Wochenzeitung *Die Zeit*, stand zu lesen, bei Carl von Linné handle es sich »um den entscheidenden Sexualstraftäter in der Klassifizierung und Namensgebung von Tieren und Pflanzen, wie sie Mitte des 18. Jahrhunderts entstanden«.

Ergebnis all dieser diffamierenden Anwürfe gegen einen der Urväter der modernen Botanik: Eine Kommission wurde einberufen und an einem Straßenschild mit Linnés Namenszug eine Zusatztafel angebracht. Darauf zu lesen: »Schwedischer Naturforscher und Begründer der biologischen Systematik, Vordenker einer biologistisch begründeten Geschlechterhierarchie und Rassenlehre.«

Quasi ein Mittelding aus Nazi und Sexist.

Heillose Aufregung auch dieses Jahr um ein Gedicht den bolivianischen Poeten Eugen Gomringer an der Fassade der Berliner Alice Salomon Hochschule. Das auf Spanisch verfasste Gedicht stand seit 2011, also sieben Jahre dort. Vor zwei Jahren begannen Studenten in einem offenen Brief die Frauenfeindlichkeit in dem Text zu kritisieren. Konkret ging es um diese Zeile:

Alleen und Blumen und Frauen und ein Bewunderer.

Was für eine Schweinerei.

Der Umstand, dass jemand eine Frau bewundert, wird heute als Sexismus ausgelegt.

Und dann holten die *RitterInnen* vom Argument zum Todesstoß aus: »Es erinnert uns unangenehm daran, dass wir uns als Frauen nicht in die Öffentlichkeit begeben können, ohne für unser körperliches ‹Frau›-Sein bewundert zu werden.«

Und weiter: »Eine Bewunderung, die häufig unangenehm ist, die zu Angst vor Übergriffen und dem konkreten Erleben solcher führt.« Im Klartext soll das heißen: Vom Lob weiblicher Schönheit ist es nur ein kleiner Schritt zum sexuellen Missbrauch.

Wer eine Frau schön nennt, reduziert sie auf ihr Äußeres, macht sie zum Objekt und gibt sie damit schon der Verführung durch die alles verschlingenden Männerschaft preis. So einfach ist das für manche.

Dieser Virus der Simplizität hat offensichtlich auch die ZIB2-Redaktion befallen. Als der Moderator der Nation die neue SPÖ-Chefin fragte, ob es nicht sexistisch sei, wenn sie der Wiener Bürgermeister als charmant bezeichnet. Synthetische Hormone als Neurotransmittoren im Gehirn?

Charmant ist unzulässig?

Bedenklich wird es, wenn bestimmte Lesarten kanonisiert – und damit andere ausgeschlossen – werden. Und noch bedenklicher ist es, wenn Werke mit einem Bann belegt werden, weil sie in einer bestimmten, wie auch immer legitimierten Lesart irgendjemanden verletzen, beleidigen oder verunsichern könnten.

Man nennt das anderswo Zensur.

Die *Neue Zürcher Zeitung* schrieb: Es scheine tatsächlich, als sollte auf diese Weise eine Umprogrammierung des evolutionären Erbes durch gegenderten Neusprech erfolgen. Und weiter im Text von Axel Meyer, Professor für Zoologie und Evolutionsbiologie an der Uni Konstanz: »In solchen Versuchen zeigt sich die ganze Hybris der Gender-Studies, die den Menschen nicht beschreiben oder besser verstehen, sondern ideologisch umerziehen wollen.«

Das heißt, hinter dem Gender-Wahn steckt ein Konzept.

Dieses Konzept dient nicht den Frauen. Es dient selbst ernannten RächerInnen, die sich auf ein Podest der Pseudomoral stellen und neue Werte ausrufen. Werte, die ihnen dienen.

Es beginnt immer mit der Sprache. Hier wird beharrlich versucht, die biologischen Unterschiede zwischen Mann und Frau mit dem Tipp-Ex der Gutmenschlichkeit zu weißen.

Genau da erheben sich immer mehr beharrliche Gegenstimmen. Die meisten davon sind Frauen. Männer dürfen nichts sagen, weil ihnen mit Gewissheit der braune Shitstorm ins Gesicht weht. So beginnt beispielsweise Claudia Wirz ihre launige Kolumne, ebenfalls in der NZZ, unter dem Titel *Gendern in aller Herrlichkeit* mit diesen Worten: »Wer hat seinen Schirm vergessen? In diesem scheinbar harmlosen Sätzchen offenbaren sich alle Abgründe einer verachtenswerten Männergesellschaft. Sowohl das Wort ›wer‹ und schon gar das Pronomen ›seinen‹ löschen die Frau aus, verschleiern sie gründlicher als jede Burka. Eine Frau kann sich von solcher Männersprache unmöglich angesprochen fühlen. Luise F. Pusch, die Erste der Säulenheiligen in der Galerie feministischer Sprachkritik, will das ändern.«

Wortklauberei, ein Lebensziel.

Den Menschen solle, so Autorin Wirz, das Weibliche eingeimpft werden. Ein Beispiel gefällig? So sollte die perfekte Stellenausschreibung für das zweithöchste Amt im Staat aussehen. Meint jedenfalls ebendiese Luise Pusch, eine der *SpeerspitzInnen* der Gender-Lobby. Im Zweifel müsse immer das Neutrum Vorrang haben. Also muss der Text lauten:

»Wer wird das nächste Bundeskanzler?«

Und noch einen bemerkenswerten Vorschlag hat Frau Pusch für ein Jobangebot parat: »Gesucht wird ein katholisches Theologe, das sich in feministischer Theorie auskennt. Es darf auch verheiratet sein.«

Als Sprachexperiment auf einer Uni sicher unterhaltsam. Bedenklich ist der Todernst, mit dem zu Werke gegangen wird. Das zeigt sich in skurrilen Sprachleitfäden, die an Universitäten kursieren. Belehrungen über *das richtige Denken*. Gerade an Universitäten als Horte größtmöglicher Denkfreiheit eine zweifelhafte Angelegenheit.

Das richtige Denken wird indoktriniert. Mittlerweile gibt es Vortragende, die das perfekte Gendern bei wissenschaftlichen Arbeiten zum Benotungskriterium machen. Christa Binswanger, Dozentin an der Universität St. Gallen und geschätzte Expertin für Genderfragen im Schweizer Radio und Fernsehen SRF, sagt in einem Plädoyer ganz unverblümt: »Bei mir ist die gendergerechte Sprache ein Beurteilungskriterium.« Das betreffe auch Bachelor- und Masterarbeiten. Mit anderen Worten: Dozentin Binswanger verteilt Gesinnungsnoten – und das ausgerechnet unter dem Titel der Antidiskriminierung.

Und wenn ganze Universitäten sich der bedingungslosen Sprachfärberei verschreiben und auf das Vorbild der Publikation *W_Ortungen statt Tatenlosigkeit* (herausgegeben von der *AG feministisch Sprachhandeln* der Humboldt-Uni in Berlin) berufen, ergibt das so etwas:

> *»So ist es beispielsweise eine diskriminierende Norm, dass ich als ableisierte [Anm., von engl. able für fähig], d. h. nicht beHinderte Dozen_tin, in einem Gespräch mit einer studentischen Arbeitsgruppe auf eine bestimmte Stud_entin hinweise und mich dabei nicht auf ihre inhaltlichen Beiträge beziehe, sondern auf ihr_e Kommunikationsform – beispielsweise Gebärdensprache – als sie*

charakterisierendes Kriterium, weil ich mich bislang noch nicht mit dieser Diskriminierungsform beschäftigt habe.«

Jedem, der bei der Hälfte des Textes ausgestiegen ist, sei es verziehen. Dazu noch einmal im Wortlaut aus dem Beitrag von Claudia Wirz: »Diese Publikation liest sich wie der Kodex eines Geheimbundes, verständlich nur für Eingeweihte und auch für diese eine Qual.« Und an anderer Stelle: »Eine permanente Gehirnimpfung.« Eine Impfung mit Gehirnsteroiden aus der Umwelt?

Auf Gehirnimpfung durch Zwangs-Gendern beziehungsweise ein Diktat der politischen Überkorrektheit stoßen wir inzwischen auch in der Weltliteratur. Landen Werke wie Madame Bovary von Gustave Flaubert oder F. Scotts Fitzgeralds Der große Gatsby bald auf einem Index wie früher zu schlimmsten Zeiten der Inquisition? Genügt im 21. Jahrhundert das Thematisieren der Schönheit einer Frau, um ganz knapp am Rande zum sexuellen Übergriff zu stehen?

Sollen wir Ernest Hemingway und Arthur Miller in Bibliotheken für besondere Bedürfnisse sperren?

Sollen wir Charles Bukowski verbrennen, weil er über Tits and Ass geschrieben hat?

Und was ist mit Shakespeares *Othello*? Oder Ovids *Metamorphosen*? Dreck?

Wir leben in einer rigiden Moraldiktatur, nur merkt das noch niemand so recht. Und natürlich fragt man: Wieso ist das so schnell gekommen? Wurden vielleicht doch zerebrale Östrogenrezeptoren so stark durch Umweltöstrogene aktiviert, dass es auch zu einer anderen Bewusstseinslage führt?

Das Gleiche gilt für die bildende Kunst. Erst im Vorjahr wurde gefordert, im Metropolitan Museum von New York ein Balthus-Gemälde zu entfernen oder mit großen Warnhinweisen zu versehen, weil es eine erotische Pose darstellt. Andernorts werden Bilder mittlerweile sogar vorauseilend abgehängt, ehe die Gender-Lobby mit ihren Sexismus!-Schildern aufmarschiert. Die Liste der Beispiele ist ellenlang.

Es mag nicht alles perfekt sein, was Teil unserer Gesellschaft ist. Denkverbote zu erlassen oder plötzlich gegen jahrhundertealte Kunstwerke in den Krieg zu ziehen, kann niemals Zeichen einer offenen Gesellschaft sein. Das ist möglicherweise die Folge einer Hyperöstrogenisierung bestimmter Gehirnareale – eine neue Hypothese – oder bloß:

Das Ende der Freiheit. Dabei ist dieses Wort doch weiblich.

#MeToo

Noch ein Schlagwort drängt sich in dem hormonellen Zusammenhang auf: #MeToo.

In den USA spricht man inzwischen von einem Hyperventilieren der Gesellschaft. Vor allem, wenn man zu den Universitäten blickt und sehen muss, welche Eigendynamik der –selbstverständlich gerechtfertigte und notwendige – Kampf gegen sexuelle Gewalt auf dem Campus gewonnen hat. Das sogenannte Title-IX-Verfahren, ursprünglich zum Schutz der Opfer erdacht, hat sich inzwischen in eine Richtung entwickelt, dass alle als Verlierer dastehen: Beschuldigte und Opfer, wobei am Ende nicht mehr klar zu erkennen ist, wer wer ist. Laura Kipnis, linksliberale Feministin und eine der fundamentalsten Kritikerinnen dieses überkochenden Systems, spricht von *sexueller Paranoia* und von einem *Pyrrhussieg des Feminismus.*

#MeToo regt massiv auf und wird mittlerweile als Drohung eingesetzt, als Unterdrückung. Männer müssen vorsichtig sein, wenn sie mit einer Frau allein sind. Im Lift. Im Büro. Bei einer Mitarbeiterbewertung. Bei einer möglichen Beförderung. In manchen Konzernen dürfen Männer gar nicht mehr alleine mit einer Frau in einem Raum sein. Die Situation könnte für das Unternehmen fatale Folgen haben. Es könnte nur irgendwie heißen: Er hat mich begrapscht. Die Unschuldsvermutung gilt nicht mehr. Wer der sexuellen Belästigung bezichtigt wird, ist schuldig, Punkt. Folge: Kündigung oder zumindest Freistellung, bis die Situation lückenlos aufgeklärt ist.

Bitte nicht falsch verstehen. Die Vorwürfe gegen einen Filmmogul, der Frauen über die Jahre systematisch erniedrigt, sexuell belästigt und vergewaltigt hat, gehören sofort vor Gericht geklärt. Was das ausgelöst hat, der Mut, mit dem Frauen Profil gezeigt haben und ihre Erlebnisse geschildert haben, ist beispielhaft.

Feige dagegen ist, so etwas zum Anlass zu nehmen, um seine eigenen Interessen in den Vordergrund zu stellen. Zu sagen: Deshalb ist das Gendern so wichtig. Das hilft den Frauen, sich gegen solche Schweine zu wehren. Vor allem in Europa ist das zu beobachten. Man meint, mit dem Gendern ein neues Bewusstsein für den Wert der Frau zu schaffen. Falsch.

In Wahrheit haben sich gesellschaftliche Bewertungen geändert. Wenn ein betrunkener Politiker einer Frau auf den Musculus gluteus greift, war das früher lästig, aber kein Kapitalverbrechen. Der Mann hat es in einer anderen Geistigkeit getan. Was vor fünfzig Jahren vielleicht neckisch, derb oder eine Proletenaktion war, ist heute ein Fall für den Staatsanwalt.

Gut so, dass wir es heute sehen. Das ist Entwicklung. Evolution des Bewusstseins. Man darf nur nicht sagen, dass früher alles zum Leidwesen der Frau geschehen sei.

Sollte es nicht heißen: Späteres Bewusstsein – besseres Wissen.

Wir können nicht heute auf den Stufen der Vereinten Nationen sitzen und beklagen, dass die Pharaonen kein Parlament hatten. Jede Zeit hat ihre Werte.

Alte, weiße Männer werden heute von sogenannten linksliberalen Medien als Mahnmal für Täterschaft rund um sexuelle Belästigung aufgestellt. Alte, weiße Männer benutzen Frauen. Alte, weiße Männer behandeln Frauen schlecht. Mit Betonung auf weiß. Alt, weil veraltet. Weiß, weil Verweis auf Rassendenke. Seltsamerweise wird in diesem Zusammenhang von genau diesen Blättern so gut wie nie die Stellung der Frau in einer religiös dominierten Gesellschaft genannt. Die Stellung der Frau aus Sicht des Islams beispielsweise.

Das heißt, Gendern wird zum Politikum. Wer sich dagegen ausspricht, gilt in der Sekunde als rechts und dort sofort als radikal. Wer für das Gendern ist, steht auf der richtigen Seite der Moral.

Wovon merkwürdigerweise niemand spricht, sind im Gehirn andockende Stoffe, die aus der Umweltbelastung kommen, und damit auch das Östrogen. Das wäre nicht so leicht politisch zu vereinnahmen.

Kurios war da zumindest eine Meldung Ende Oktober 2018, die den Gegenpol zu #MeToo darstellt: Der Rockstar Billy Idol wird von einem weiblichen Fan verklagt. Nicht weil er mit ihr etwas angestellt hätte, sondern weil er nichts mit ihr angestellt hat. Hintergrund: Eine gewisse Juliana Berg besuchte im Oktober vor zwei Jahren in Las Vegas ein Konzert des Stars, der sie nachher zu einem Treffen in sein Hotel eingeladen hatte, sie dann aber sitzenließ. Frau Berg will jetzt 10.000 Dollar Schadensersatz, weil sie davon ausgegangen war, mit Billy Idol die Nacht zu verbringen. Und dann ohne Zimmer und Schlafplatz dastand.

Sprich #MeNot.

Der Glaube, man habe es mit einer stets identischen Natur zu tun, auch in Fragen der Sexualität, muss dem beobachtbaren Eindruck vom allgemeinen Gleiten weichen. Bewusstseinsinhalte verändern sich. Und die Meinung der Menschen ist nur eine Episode in den Geschichten der Gene und des Epigenoms.

Gendern und das Gift der Umwelt

Der moderne Zwang zu geschlechtsneutralen Formulierungen, zum Gendern, das krampfhafte Gleichstellen von Mann und Frau über die selbstverständliche Vorgabe der Gleichheit aller Menschen hinaus, der teilweise zu einer Neutralisierung und Verleugnung des männlichen Prinzips führt, könnte – und das ist eine Hypothese – auch von der Umwelt mitbeeinflusst sein und zumindest zum Teil mit der Kontaminierung des Bodens und vieler anderer Lebensbereiche mit industriell hergestellten Östrogenen etwas zu tun haben.

Diese Kontaminierung ist evident. Ebenso ist evident, dass Östrogene im menschlichen Körper Rückwirkungen auf sein Bewusstsein und seine Denkart haben. Es ist also nur logisch, dass diese Kontaminierung, dass Inhaltsstoffe, etwa von Wasch- und Reinigungsmitteln, und medizinische Östrogene, die über die Ausscheidung und den Klärschlamm in die Natur gelangen, den innerhalb kurzer Zeit erschienenen Gender-Hype mitbestimmen könnten.

Was die endokrinen Disruptoren betrifft, ist zu bedenken: Einmal im Umlauf, sind sie kaum loszuwerden. Wo auch immer sie sind, sie bleiben dort über viele Jahre. Vor allem im Boden. Weil wir die Umwelt in ihrem natürlichen Bestreben, sie abzubauen, systematisch behindern.

Und dann akkumulieren sie im Menschen. In der Brust, in der Prostata und im Gehirn. Nicht umsonst werden Geschlechtshormone auch als Neurosteroide bezeichnet – als Verbindungen mit Wirkungen im Gehirn.

Dazu ein Vergleich mit der Gattung Mensch: Darmbakterien sind bei uns in mehreren Körperhöhlen anzutreffen. Zuallererst im Darm. Weiter in der Lunge. Und bei Frauen in der Scheide. Die Arbeit der Bakterien sorgt für eine Balance im Körper und funktioniert auch ziemlich prächtig, sofern wir nicht fahrlässig gegensteuern.

Bei den Bakterien im Boden ist es nicht anders. Auch sie sorgen für einen Ausgleich. Seit wir Gifte in Übermengen in den Boden kippen und obendrein immer mehr Flächen durch Beton versiegeln, kommen die Boden-Bakterien nicht mehr nach, die Eindringlinge zu metabolisieren und umzubauen. Beispielsweise in Energie, die sie an die Wurzeln von Bäumen abgeben und so deren Wachstum fördern.

Mit dem Ergebnis: Der Überschuss an Östrogenen wächst und wächst.

Abgesehen von der Intersexualität erwarten uns noch ein paar andere Schmankerl aus der Welt der Medizin. Die nahe Zukunft wird den Weg dorthin zeigen.

Fortpflanzung im Reagenzglas, weil der Mensch immer unfruchtbarer wird. Männer verwandeln sich gewollt oder ungewollt mehr und mehr in Frauen. Ein Ausweg: Das Wunsch-Baby kommt aus dem Katalog – von der Augenfarbe bis zur Elo-Punktezahl, die es als Schachprofi einmal erlangen soll, alles inklusive. Nebeneffekte und Wille auf ein selbstbestimmtes Leben? Eher geht es um die maximale Optimierung für die Welt da draußen, für den beinharten Kampf um ein paar Krumen vom Kuchen. Nicht zu vergessen die selbstgedruckten Organe. Und die Gen-Pillen. Die Störanfälligkeit der Massenware Mensch muss wegrationalisiert werden.

Der Mensch ist nicht länger eine fixe, biologische Größe, sondern ein Produkt, das sich nach Belieben optimieren lässt. *Der Club of Rome* hat sich schon lange durchgesetzt mit seiner Forderung, am besten gar keine Kinder mehr zu kriegen. Oder bis zum 50. Geburtstag maximal eines großzuziehen. Dafür gibt es 80.000 Dollar Prämie. Dieser Vorschlag liegt tatsächlich auf dem Tisch.

Es soll Menschen geben, die mit Blick auf so ein Gesellschaftsbild sagen: Die Bibel hatte in allem recht. Sodom und Gomorrha. Hätten sie bloß auf die Heilige Schrift gehört. Und – bei allem erstgemeinten Verständnis für die Konfliktsituationen von Frauen – der beliebige Umgang mit ungeborenem Leben. Gregor Henckel-Donnersmarck, zwölf Jahre lang Abt im Zisterzienserstift Heiligenkreuz bei Wien, sagte einmal sinngemäß: Auch wenn sie uns jetzt alle für Idioten halten – wir bleiben bei unserer Einstellung zur Abtreibung als Empfängnisverhütung. In zweihundert Jahren sieht die Welt anders aus.

Übrigens: In welchem Land der Welt leben erwachsene Frauen am gefährlichsten? Dort, wo die Relativierung des Menschen so groß ist, dass weibliche Föten im Kübel landen: in Indien.

Jetzt werfen wir noch diese Zutaten in denselben Topf: Ost und West auf Kollisionskurs. Flüchtlingswelle da, Islamisierung dort. Klimawandel, Armut. Und dann schon bald Cyborgs und am Körper gechippte Befehlsempfänger. Essbesteck, das uns das Kauen beibringt. Sternenfahrer in Tiefkühlboxen, die in fernen Galaxien Ausschau halten nach einem neuen Zuhause für die Reichen. Hirnzellen, die Selbstmord begehen, weil der Computer es so will. Wer doch noch welche hat, wird von Gedankenlese-Maschinen an der nächsten Ecke ausspioniert. Amazon & Co. laden unsere Gesundheit in die Cloud hoch und spielen dort Datendomino. Und wen es in den herkömmlichen, total aus der Mode geratenen Körperteilen aus Fleisch und Blut, die es auch noch gibt, mal juckt oder zwickt, der sitzt vor einem geschlechtsneutralen Doktor aus Nirosta und Nieten. Alles in allem sieht es also ziemlich düster aus. Dystopisch. Schauen wir uns das einmal näher an.

»Ich fürcht' mich«, sagt die Gegenwart.

»Brauchst du nicht«, sagt die Zukunft. »Es gibt immer ein –«

Aber. Hypothesen für eine Welt von morgen können logischerweise immer nur genau das sein: Hypothesen. Annahmen, die auf Daten und Erfahrungen basieren. Abgemischt mit Faktoren wie Vorstellungskraft, statistischer Wahrscheinlichkeit, logischen Schlüssen aus dem Ursache-Wirkung-Prinzip et cetera.

Ebenso wichtig für einen Vorausblick über die nächsten Generationen hinaus sind diese Dinge: Hoffnung. Zuversicht. Ideenreichtum. Der Glaube an die Kraft der Natur, die evolutionäre Kraft der Menschen. Der Glaube an die enorme Wandlungs- und Anpassungsfähigkeit von uns Menschen. An die enorme Kapazität seines Geistes. Und der Glaube an die Zielgerichtetheit der Evolution, die in ihrem langen Atem immer nur das eine will: weiter nach oben.

Die neolithische Revolution vor rund 12.000 Jahren hat es uns vorgemacht. Aus dumpfen Herdentieren mit Lendenschurz wurden hoch entwickelte Wesen. Heute stehen wir erneut an der Schwelle zu einer Revolution ähnlicher Tragweite. Nennen wir daher die vergangene die erste neolithische, und jene, in der wir mittendrin stecken, die zweite.

Durch diese Revolution marschieren wir gerade mit wehenden Fahnen. Auf denen wir das Wort Epigenetik entdecken.

Willkommen in der Welt der Epigenetik

Das Instrument, mit dem wir uns weiterentwickeln. Epigenetik ist ein Missing Link für die Umschreibung von Umweltfaktoren in das Genom. Ein neues Beispiel: Den Wissenschaftlern zufolge führen wärmere Sommer zu einem starken Rückgang der von Hummeln bevorzugten Pflanzen mit tiefen Blütenkelchen.

Die dadurch veränderte Zusammensetzung der Pflanzengemeinschaft zwang die Hummeln zu einer Anpassung an die verbleibenden Pflanzenarten, unter denen sich viele mit flachen Blütenkelchen befanden. Ihre Zungen wurden kleiner. Die Insekten passten sich also durch die kürzeren Zungen an die häufigeren Blütentypen an und entwickelten so eine generalistischere Lebensweise.

In ähnlicher Weise passiert das beim Menschen. Die Kinder werden heute bei der Geburt größer. Und wie es scheint, sind sie auch deutlich friedlicher als vor hundert Jahren. Die intellektuelle Jugend von damals galoppierte in den Ersten Weltkrieg hinein, als wäre es eine Reise ins Glück. Lehren aus damaligen Katastrophen oder – in diesem Fall – eine Beruhigung der Testosterontoxikose männlicher Gehirne?

Wir tasten die Umwelt ab, und das, was wir ertasten, führt die Epigenetik in die Zukunft, sei es in die östrogenisierte Geistigkeit, in die digitale Bewusstseinsoase oder vielleicht in das lange prolongierte Leben.

Die griechische Vorsilbe *epi* bedeutet: dazu, außerdem, jenseits. Damit sind wir mittendrin. Epigenetik ist der Bereich jenseits der Genetik. Zusätzlich zur Genetik. Eine Metaebene, die sich den Einflüssen von außen verschrieben hat, so subtil sie manchmal sein mögen, und dazu beiträgt, unsere Persönlichkeit zu verändern. Weil Epigenetik sagt: Wie deine Gene wirken, lieber Mensch, liebes Tier, lieber Baum, hängt nicht nur von deiner DNA ab.

Epigenetik spricht auch nicht davon, ob Erbgut, die DNA, mutiert, indem ihr fixer Buchstaben-Code neu geschrieben wird. Vielmehr spricht sie davon, wie äußere Einflüsse die Aktivität der Gene regulieren. Wie unsere Körperzellen einzelne Gene noch stärker aktivieren können oder zur Gänze abschalten. Und wie erworbene Eigenschaften – zum Teil – vererbbar sind. Wie viel oder wenig wir demzufolge fremdgesteuert sind durch Lebensweisen vor unserer Zeit.

Der Mensch hat rund 20.000 Gene und 250 verschiedene Zelltypen. Prinzipiell trägt jede Zelle die gesamte Erbinformation in sich. Verwendet wird nur, was die jeweilige Zelle braucht. Die Hautzelle greift demnach auf keine Gene zurück, die für die Leber zuständig sind. Und die Herzzelle kann auf Gene verzichten, die dem Magen sagen, wo es lang geht. Die anderen Gene werden deaktiviert. Darum schauen unterschiedliche Zelltypen unterschiedlich aus. Obwohl sie die gleiche Basissoftware haben.

Apropos Software: Dass die Steuerung unserer Gene elektronisch abläuft, ist ebenfalls neues Wissen. Jede Transkription, jedes Auf- und Zugehen der DNA-Doppelhelix wird elektronisch ausgelöst, da die epigenetischen Buchstaben die Ladungsverhältnisse der DNA modifizieren. Wir sind Elektronik. Und es zeigt einmal mehr, über welches ungeheure Energiepotenzial der Mensch verfügt.

Erstmals die Bühne einer Weltöffentlichkeit betrat die junge Lehre Mitte der 2000er-Jahre. Von da weg spielte sie immer öfter die Hauptrolle im Stück mit Namen Erbanlagen. Es war eine publik gemachte Untersuchung aus Schweden, die für Aufruhr sorgte. Sie fußte auf der Auswertung der Dorfchronik eines abgelegenen Dorfes, worin so ziemlich alles vermerkt war, was im Laufe von 200 Jahren geschehen war. Der Abgleich von Ernährung der älteren Generationen mit der Lebenserwartung nachfolgender brachte erstaunliche Aufschlüsse, doch stand die Untersuchung auf wackligen Beinen, weil die Zahl der Betroffenen eher gering war.

Ganz anders eine zweite Untersuchung, ebenfalls in Schweden: Enkelkinder von Männern, die vor der Pubertät Hungersnöte erleben mussten, erkrankten später auffallend weniger an Diabetes oder Herzleiden als jene, deren Großelterngeneration im Überfluss lebte.

Dazu eine wissenschaftliche Arbeit aus den Niederlanden: Forscher aus Rotterdam untersuchten Schwangere, die 1945 in den letzten Kriegsmonaten oft unter Mangelernährung litten, sich lange mit Suppen aus Kartoffelschalen und Ähnlichem über Wasser halten mussten. Und sie analysierten die Spätfolgen dieser Winterhungersnot für die Nachkommen der Frauen. In erster und zweiter Generation. Bis heute tragen sie ein weit erhöhtes Risiko, drogensüchtig zu werden. Der Verdacht einer epigenetisch bedingten Fehlentwicklung erhärtete sich dramatisch.

Ähnliches ergab eine Studie aus England. Dort ging es um Männer, die vor dem 12. Lebensjahr zu rauchen begonnen hatten, und um das erhöhte Risiko ihrer ebenfalls männlichen Nachkommen, später an Übergewicht zu leiden. Auch diese Ergebnisse waren eindeutig.

Und dann wäre da noch diese bemerkenswerte Untersuchung, von der auch der Deutsche Peter Spork in seinem Buch *Der zweite Code* schreibt: Experten des Max-Planck-Instituts in München nahmen Augenzeugen der Terroranschläge von 9/11 in New York unter die Lupe. Zwanzig Menschen, die heute noch an massiven psychischen Problemen leiden. Und ebenso viele, die den immensen Schock sichtlich gut verarbeitet haben. Was dabei herauskam: Bei jenen mit seelischen Langzeitfolgen war eine riesige Zahl von Stressgenen überaktiv gewesen. Das bewirkte, dass sich die Verpackung der Gene in den Zellen änderte. Also die Zugangsmöglichkeit der Enzyme, um die Gene entweder anzuknipsen oder auszuschalten. Ein klassischer Fall von epigenetischer Aktivität.

Das Epigenom ist ein Neuroarchiv. Hier wird vieles gespeichert und hat damit eine lange Halbwertszeit. *Save the life* sozusagen.

Wir erfahren in unserem Leben im Übrigen drei epigenetisch besonders prägende Phasen: In der Frühzeit als Embryo. In den ersten drei, vier Lebensjahren. Und rund um die Pubertät. Dazu kommen die erwähnten Prägungen durch die Vorfahren. Und was einem sonst so widerfährt, wenn es nachhaltig genug ist. Schwere traumatische Erlebnisse können sich epigenetisch extrem tief in uns einbrennen. Mangelnde Zuwendung durch Mütter. Drogenmissbrauch. Luftverschmutzung, Pestizide, Fungizide und anderes mehr.

Natürlich funktioniert die äußere Einflussnahme ebenso in die Gegenrichtung, im Guten. Liebe lässt sich epigenetisch vererben. Ja, selbst die Lernfähigkeit dürfte epigenetisch gesteuert und auf nachfolgende Generationen vererbbar sein. Sich körperlich fit und zugleich geistig rege zu halten, ist nicht nur für einen selbst von großem Nutzen. Erst vor wenigen Monaten brachte das deutsche Ärzteblatt die Ergebnisse einer brandneuen Studie in Umlauf.

Außerdem scheint es sehr wahrscheinlich, dass wir selbst in der Lage sind, uns – mit Abstrichen – zeitlebens umzuprägen. Das heißt, uns steht es bis zu einem gewissen Grad frei, den Weg in die Zukunft anders zu gehen.

Die Bedeutung der Epigenetik liegt auch darin, dass wir erworbene Eigenschaften weitervererben können. Eine Art Lamarckismus, für den man vor hundert Jahren am Scheiterhaufen gelandet wäre. Wir sind also nicht nur Abbild des Schöpfers, wir sind auch Abbild der Umwelt. Dass die Umwelt Einfluss hat, ist legitim. Also warum sollten wir nicht auch die Spiritualität miteinbeziehen?

Vor Jahrzehnten wurde ich eingeladen, einen Gastvortrag im IMB, dem *Institute for Molecular Biology*, zu halten. Der damalige Doktor und spätere Professor Thomas Jenuwein hatte ein Papier über die Epigenetik in der Biologie veröffentlicht. Deshalb entschied ich mich, darüber als zukunftsweisende Thematik zu sprechen. Zur großen Enttäuschung der Zuhörer. Sie wollten eigentlich Handfestes über künstliche Befruchtung und Embryonen hören, nicht aber etwas über mögliche Wunder von morgen, die wie Zauberei im Erbgut daherkamen.

Humbug aus dem Haus der Phantasten.

Dabei scheint in der Epigenetik eine große evolutionäre Kraft zu liegen.

Zu Beginn dieses Buches wurde der Briefwechsel mit Sir Karl Popper Anfang der 1990er-Jahre erwähnt. Was die angebliche Junk-DNA in uns angeht, diese scheinbar nutzlosen, mehrheitlichen Gen-Abschnitte des Erbguts. Die in Wahrheit alles andere als sinnlos sind, weil die Natur sich darin eine Reserve bereithält. Weil sie an den vielen Abzweigungen der Evolution auf ein Back-up zurückgreifen kann. Für den Fall der Fälle.

Es geht vielmehr um eine offene Biologie. Denn wie die offene Gesellschaft Demokratie und Wahlen als Instrumente benötigt, so braucht die offene Biologie die Interaktion mit der Umwelt, in der das Epigenom ein wichtiger Vermittler ist.

Bei Popper rannte ich damit offene Türen ein. Auch tauschten wir uns über die Evolution selbst aus. Über die ersten Risse im Gemäuer des Halbwissens. Über das allmähliche Bröckeln jener Festung, die auf eine Annahme aufgebaut ist: Alles Leben basiere auf bloßem Zufall. Ich berichtete Popper von meinen Ansichten. Und von meiner Überzeugung, dass die Epigenetik, damals als wissenschaftliche Quacksalberei missachtet, von enormer Bedeutung ist.

Der Kontakt zu Sir Karl Popper, diesem großen Vordenker des 20. Jahrhunderts, kam über Professor Elisabeth Herz zustande, eine Ärztin, die über viele Jahre hinweg eng mit ihm befreundet war. Frau Herz und ich trafen uns in Alpbach in Tirol bei einem Seminar. Sie kam aus den USA. Ich aus Wien. Wir lernten uns dort kennen, wurden bald gute Freunde.

Elisabeth Herz brachte mich zu Sir Karl Popper. Über den regen Gedankenaustausch, den wir pflegten. Popper lebte damals bereits sehr zurückgezogen in London, schottete sich ab. Es waren die letzten Jahre seines langen, bewegten Schaffens. Er hatte die Angewohnheit, jeden Schriftverkehr, den er mit der Welt da draußen hielt, einmal im Original und einmal als Kopie zu erstellen. Das eine ging direkt in ein Archiv in den USA, das andere an den Adressaten.

Bis auf allerengste Vertraute ließ Popper niemanden mehr persönlich an sich heran. Deshalb lief auch unser geistiger Austausch auf diese Weise ab: Per Brief schilderte ich ihm meine Thesen. Und bekam schon bald Antwort:

Herrn Professor Dr. J.C. Huber, 3-10-92
Universität Wien.

Lieber Herr Professor,
Soeben habe ich Ihren spannenden Artikel »Die philosophischen Konsequenzen molekularbiologischer Forschung« gelesen. Es ist ein ausgezeichneter Artikel und in den Hauptpunkten stimme ich mit Ihnen überein. Ich bin Gegner des so genannten »Reductionism« (ep. ...), ebenso wie Sie; und wie Sie es ja sagen, behaupte ich, daß alles Leben imstande ist, Probleme zu lösen: alle Ihre ausgezeichneten Beispiele illustrieren das.

Ich schrieb Popper, bezugnehmend auf neue Denkansätze zu Evolution und reinem Zufall bei Mutation und natürlicher Auslese bei der Entwicklung höherer Arten:

»Über Jahrzehnte wagte kein Naturwissenschaftler, dem ernsthaft zu widersprechen, und noch vor Kurzem formulierte Max Perutz, Nobelpreisträger für Chemie, in der Zeit: ›Die lebende Zelle ist wie ein

Orchester ohne Dirigent, die Partitur ist in der DNA eingeschrieben, sonst ist nichts vorhanden.‹ … Die lebende Zelle gleicht wohl einem Orchester, allerdings existiert auch ein Dirigent – die Außenwelt. Die DNA ist (wie die Erkenntnis?) rein reaktiv, in ihrer Funktion und in ihrer Struktur, und die Entstehung der Arten gehorcht einem Prinzip, nämlich dem, das ihr von außen angepaßt wird.«

Sir Karl Popper dazu:

»Kurz gesagt, ich glaube daß DNA (oder DNS) das Resultat einer ziemlich langen Entwicklung sein muß, und auch RNA (oder RNS): Leben fängt nicht mit den Nukleinsäuren an, auch nicht mit den Proteinen. Dieser ganze Kontrollapparat hat eine lange Vorgeschichte; und diese Annahme erklärt ein wenig die neuen aufregenden Leistungen des Kontrollapparates: dieser ist keine fertige Partitur für die Zelle, wie Max Peroutz so schön sagt, sondern eine sich selbst korrigierende, problemlösende Maschine.«

Mit den besten Grüßen
Ihr Karl Popper

»… DNA oder RNA als Ergebnis einer langen Entwicklung … Leben fängt nicht mit den Nukleinsäuren an, auch nicht mit den Proteinen.«

Ich sage nur: Elektronenfluss.

Und: »… die aufregenden Leistungen des Kontrollapparates: dieser ist keine fertige Partitur für die Zelle …, sondern eine sich selbst korrigierende, problemlösende Maschinerie.«

Das könnte auch die Epigenetik sein.

Die Frage nach dem Wohin ist immer eine Frage nach dem Wandel, und dieser Wandel hat auch in der Gesellschaft mit der epigenetischen Prägung zu tun.

Wir verändern uns nicht ohne Grund. Wir passen uns an, aus gutem Grund.

Werfen wir einen Blick in das Hauptwerk von Sir Karl Popper, *Die offene Gesellschaft und ihre Feinde*: Darin spiegeln sich die Jahrzehnte seiner höchst dramatischen, persönlichen Erfahrungen wider. Popper schrieb das Buch unter größten Entbehrungen, nachdem er 1937 vor den Nazis nach Neuseeland geflohen war. In seiner Weltsicht konnte er sich natürlich nur auf die Welt des 20. Jahrhunderts beziehen. Er sah den Faschismus kommen, sah das Dritte Reich kollabieren, sah Aufstieg und Wandel des Kommunismus. Diese starren, geschlossenen Systeme stellte er in Bezug zueinander. Aus ihnen zog er seine Schlüsse, weil verkrustete, restriktive Strukturen immer als Naturfeinde jener Werte auftreten, für die er einstand. Meinungsfreiheit. Diskussionsbereitschaft.

Der digitale Mensch

Er entsteht schon im zweiten epigenetischen Prägefenster. Gut möglich, dass die Menschen in fünf, sechs, vielleicht auch erst zehn Generationen rückblickend über uns sagen: Das war das zweite Zeitalter des Neandertalers. Ein Revival des Steinzeitmenschen in einer 2.0-Version. Nur her mit dieser Ansage. Denn dann sind wir dem Ziel schon ein gutes Stück nähergekommen.

Zum zweiten Mal innerhalb so kurzer Zeit (im Kafka-Universum-Jahr sind diese 12.000 Menschenjahre gerade mal 27 Sekunden) stehen wir an einem Scheideweg. Nach dem ersten evolutionären Sprung, als die Menschen sesshaft wurden und Ackerbau und Viehzucht zu betreiben begannen und die Entwicklung des menschlichen Gehirns erst so richtig in die Gänge kam, folgt nun der nächste Sprung.

Der nächste Evolutionssprung. Daran besteht kein Zweifel. Wir haben keine andere Wahl.

Ein neues, bedeutend intelligenteres Wesen steht vor der Tür. Eines, das auf die scheinbar unlösbaren Probleme unserer Tage lächelnd zurücksehen wird. Klar ist: Wir sind nicht der Endpunkt der Evolution.

Auch der Cyborg als das Modell der Zukunft ist weder denkbar noch wahrscheinlich. Der Mensch selbst wird es richten. Einmal mehr. Sein Erbgut und Zellmaterial mit dem Potenzial zu noch Höherem. Die Elektronik des Körpers und die des Geistes. So gesehen, könnte es doch noch etwas werden mit der Karl-Popper-Vision einer offenen Gesellschaft. Durch eine offene DNA, die sich so wie die Gesellschaft weiterentwickeln kann. Schließlich ist es grundfalsch, nur die negativen Anzeichen heranzuziehen. Bloß um Ängste zu bedienen.

Das Positive überwiegt. Gerade die jungen Menschen im aufgeklärten Westen sind heute weniger auf Konfrontationskurs als noch vor zwei, drei Generationen. Paradoxerweise könnte die Östrogenflut hier positiv einwirken. Schließlich wissen wir seit immer schon: Kriege führen am liebsten die Männer.

Die Geißel Besitz hat bei immer mehr Menschen nicht mehr den einzigen Stellenwert. Immer weniger wollen ihr Leben dem Erwerb und Erhalt von Eigentum verschreiben. Work-Life-Balance. Neu ist der Wille zum Teilen. Immer mehr Menschen weltweit engagieren sich für Sharing-Modelle. Sie sind im Kommen. Sei es im Bereich von Wissen (Wikipedia), sei es im Bereich von Mobilität (Car-Sharing), sei es im Bereich von Wohnen (House-Sharing). Oder Cloud Computing.

Thomas Morus hatte vor fünfhundert Jahren diese unglaubliche Vision einer Insel der Gleichberechtigten. Jetzt ist der ideale Zeitpunkt, sich wieder an seinen Zukunftsroman zu erinnern. *Utopia*. Lange Zeit war es auch genau das: utopisch. Heute sind die Vorzeichen andere. Immer mehr Menschen haben die Übersättigung mit allem sprichwörtlich satt. Neue Konzepte beginnen, über den Status von Schlagwörtern hinaus Fuß zu fassen: Postwachstumsökonomie. Kreislaufwirtschaft. Sharing Economy. Und so weiter. Der Weg ist weit. Aber er liegt voraus, bereit, von immer mehr Menschen beschritten zu werden. Für ein neues Gleichgewicht, das es braucht. Um das Leben lebenswert zu machen. Bis zum Ende. Aber wann ist das? Kann man dem entkommen?

Ja, schon.

Wohin geht der Mensch?

Von der Entdeckung des Weizenkorns zur neuen Elektronik des Lebens hat es ein bisschen gebraucht, aber jetzt ist sie da, die Digitalisierung. Silicium statt Kohlenstoff! Allerdings. Im Unterschied zu Silicium kann Kohlenstoff nicht nur Einfachbindungen bilden, bei denen sich zwei verknüpfte Atome ein

Elektronenpaar teilen, sondern auch Doppel- und Dreifachbindungen aus zwei oder drei Elektronenpaaren. So enthält die Erbsubstanz dann mehrere Doppelbindungen. Die innere Elektronenwolke von Silicium ist anders. Deswegen eignet sie sich wahrscheinlich nicht so gut für das Leben. Obwohl sie in der vierten Hauptgruppe unter dem Kohlenstoff steht.

Mittlerweile ist IoT das Maß der Zeit. Kurz für *Internet of Things*. Das bezeichnet die Anbindung von Dingen an das Internet. Kühlschränke, Klimaanlagen, Licht, Lautsprecher, Jacken, Uhren, egal was. Dinge werden elektronisch steuerbar, bekommen auf die Art ein Gehirn.

Märkte und Mächte vernetzen sich, kooperieren und verschmelzen miteinander. Die Geschwindigkeit steigt kontinuierlich. Die Digitalisierung schafft den nächsten Sprung in der Entwicklung der Menschheit. Kommunikation ist der Schlüssel. Kommunikation. Information. Interaktion. Der Datenaustausch zwischen Menschen und Dingen – oder Algorithmen und Dingen –, das Internet of Things, ist zur Selbstverständlichkeit geworden.

Das Leben wird *smart*, alles ist *connected*.

Anstatt sich mit der Seele verbunden zu fühlen, verbinden sich die Geräte.

Smart Homes regulieren das Leben für die Menschen, die darin wohnen. Alexa oder Siri wecken einen in der Früh, stellen das Licht im Badezimmer auf hell, die Temperatur zum Duschen wird reguliert, in der Küche wärmt sich die Kaffeemaschine von selbst auf, der Kühlschrank merkt, dass wenig Milch da ist, und bestellt von selbst welche nach, und während der moderne Mensch seine Functional Wear, das Laufgewand, in die selbstregulierende Waschmaschine stopft, aktiviert das E-Car die Sitzheizung, schließlich hat es draußen nur vier Grad. In der Arbeit hat der moderne Mensch keinen Arbeitsplatz, sondern Open Work Space, das heißt, er kann sich hinsetzen, wo sie oder er will, es gibt kein Papier, keine Fotos der Kinder, weil es auch keine Kinder gibt. Der Lunch – Powerfood – wird von einer Drohne geliefert, bezahlt mit dem E-Wallet am Smartphone. Nach der Arbeit fährt der moderne Mensch schadstofffrei nach Hause, und wenn er ankommt, brennt daheim schon das Licht, und die Raumtemperatur beträgt 22,5 Grad. Der moderne Mensch darf dann noch 850 Kalorien zu sich nehmen, nicht mehr und schon gar keine Pizza oder sonstige Sünde, sonst wird die erhöhte Cholesteringefahr der Sozialversicherung gemeldet. Der moderne Mensch ist Teil des Systems, checkt im Schnitt sechshundert Mal am Tag seine Mails, SMS und E-News, hat einmal die Woche Geschlechtsverkehr, der per App vertraglich vereinbart ist, um jegliche Form eines Missbrauchsvorwurfs auszuschalten, und kurz vor Mitternacht – nicht nachher, das wäre ungesund und meldepflichtig – sagt er: Alexa, dreh das Licht ab, gute Nacht.

Na ja, vielleicht ein wenig übertrieben. Oder doch nicht? Wie konnten wir alle eigentlich bisher ohne Internet leben? Das IoT zieht trotzdem sein Netz über die Welt und um den Alltag des Einzelnen. Es gibt heute sogar schon vibrierende Gabeln. Kein Scherz. Und mit den smarten Gabeln gibt es auch erste Online-Kommentare vernetzter Esser, die von den Künsten ihres 100-Dollar-Werkzeuges noch nicht angetan sind. Auszug einer Kundenbewertung: »Die Gabel soll registrieren, wenn man einen Bissen zu sich nimmt, tut es aber nicht.« Stattdessen habe die Gabel im Mund zu vibrieren angefangen. Weiter im Text: »Ich hatte Angst um meine Zahnfüllungen.«

Antwort aus dem Kundenservice: »Sie essen falsch.«

Das Internet der Dinge hat viel Größeres vor. »Unser Ziel ist ein System, das sich komplett selbst steuert«, sagt Professor Michael ten Hompel vom Fraunhofer-Institut für Materialfluss und Logistik in Dortmund. Im konkreten Fall spricht Hompel von der Totalvernetzung von Logistiksystemen wie beispielsweise in Häfen oder Lagerhallen. Weil die Idee des Internets der Dinge auch von der Logistik kommt.

Alles soll sich vernetzen und idealerweise selbst steuern. Das Hundehalsband des Golden Retrievers funkt dem Tierarzt einen Terminwunsch. Das Elektroauto steuert selbstständig die Ladestation an, plaudert mit der Zapfsäule, indem es über einen Token bezahlt und verhindert dreißig Sekunden später den Crash an der nächsten Kreuzung.

Alles wird mit allem in Form eines virtuellen Gehirns verbunden. Computer könnten schon bald zum Auslaufmodell werden, zum Retro-Kultobjekt, in ein paar Jahren nur, weil unser Alltag ohnedies rund um die Uhr online ist. Weil unsere kleineren und größeren Besitztümer es sich untereinander ausmachen. Algorithmen übernehmen die Steuerung. KIs. Künstliche Intelligenzen.

Das Wort *Algorithmus* leitet sich übrigens vom Eigennamen des persischen Astronomen al-Chwarizmi (ca. 785–850) ab, der das schriftliche Rechnen in Europa eingeführt hat. Das Paradoxe an der Sache: Der Mensch übergibt der Maschine freiwillig die Verantwortung für komplexe Rechenoperationen, die sie ausführt, ohne darüber nachzudenken. Die Ergebnisse aber münden in konkrete Entscheidungen mit realen Auswirkungen. Das Virtuelle dominiert so das Reale.

Cambridge Analytica zum Beispiel beeinflussten so den US-Wahlkampf und verhalfen Trump zum Erfolg. Sie klassifizierten Millionen Facebook-User und zeigten psychologisch auf sie abgestimmte Wahlwerbung. Trump hatte die britischen Big-Data-Spezialisten extra für seine Kampagne angeheuert. Cambridge Analytica bezeichnet die eigene Arbeit »als klassisches Beispiel dafür, wie datengesteuerte Marketingtechniken das Verhalten von Zielgruppen ändern können«. Auf die Frage, wie viele Menschen das System erfassen könne, sagte Alexander Nix, der Chef von Cambridge Analytica: »Wir haben Daten über jeden Erwachsenen in Amerika.«

Algorithmen beschweren sich nicht über mehr Arbeit. Im Gegenteil, je mehr sie arbeiten, desto mehr Schlüsse können sie aus den Daten ziehen und daraus Handlungen ableiten.

Aktuelles Beispiel, wie so etwas in Österreich passiert. Ab 2019 wird das Arbeitsmarktservice AMS das Potenzial von Arbeitslosen flächendeckend von einem Computerprogramm screenen lassen. Dazu verarbeitet der Algorithmus verschiedenste Daten. Die bisherige Erwerbskarriere der Betroffenen, wie oft und wie lange jemand arbeitslos war, welchen Beruf er gelernt hat, Alter, Staatsbürgerschaft, Check im Strafregister. Zunächst, sagt AMS-Chef Johannes Kopf, soll die Bewertung durch das System keine Folgen für die Menschen haben, die Arbeitslosengeld beantragen. Ab 2020 könnte sich das dann ändern.

In der U-Bahn von Barcelona wird gerade eine künstliche Intelligenz getestet, die in Verbindung mit Kameras und Gesichtserkennungssystemen alle Fahrgäste registriert und erkennen soll, ob jemand keinen Fahrschein hat. Die Schwarzfahrer würden durch ungewöhnliches Verhalten auffallen, wenn sie beispielsweise versuchen, über eine Absperrung zu springen. Dann schlägt das System Alarm.

Minority Report, der 2002 erschienene Science-Fiction-Film mit Tom Cruise, spielt in einer Welt, in der Menschen verhaftet werden, *bevor* sie einen Mord begehen.

Der deutsche Bestseller-Autor Sebastian Fitzek beschreibt in seinem Buch *Das Joshua-Profil* (2015) genau dieses Thema, genannt Predictive Policing. Also Verbrechen vorhersehen, bevor sie geschehen. Im Thriller trifft es einen Unschuldigen, der nicht weiß, dass ihn ein Programm ins Visier genommen hat und jagt.

Nicht alle Automatisierungen sind derart furchterregend. Manche erleichtern einem wirklich das Leben. Das VIP-Parkhaus auf dem Flughafen in Düsseldorf sortiert zum Beispiel die Autos der Kunden seit Sommer 2014 per Roboter. 40 Prozent höhere Platzkapazität hat sich so herausschlagen lassen. Der Roboter weiß, wann der Herr Generaldirektor wieder zurückkehrt und richtet den Schlitten auf die Minute abholfertig her. Selbst wenn der Flieger Verspätung hat oder wider Erwarten zu früh dran ist.

Amazon hat längst Roboterflotten, die ganze Regale mit Paketen autonom hin- und herführen. Menschen gehen nicht mehr von A nach B, um die Post zusammenzustellen, sondern stehen dort jetzt wieder am Fließband wie zur Hochblüte der industriellen Revolution, an fixen Verladestationen, und warten darauf, dass die untereinander kommunizierenden Roboter ihnen per Laserstrahl mitteilen, was sie einscannen sollen. Wir stehen am Tor zu einer Welt, wo Maschinen begonnen haben, den Menschen vorzugeben, was sie zu tun haben.

Ambient Internet nennen Experten diese technisierte Gegenwartszukunft. Bei Ambiente schwingt ja immer die Behaglichkeit mit. Aus Sicht der Wirtschaft mehr als verständlich. Dahinter stecken die Steigerung von Effizienz und die Maximierung von Gewinn.

Das Internet der Dinge kann helfen, ältere Menschen länger mobil und in den eigenen vier Wänden zu halten, indem Pflegedienste damit arbeiten. Oder wenn Sensoren Risse im Beton frühzeitig erkennen und bei den zuständigen Stellen Alarm schlagen. Den Brückeneinsturz in Genua hätte diese Technik verhindern können. Alles hat gute und schlechte Seiten. Man muss sie nur zu nutzen wissen und sich nicht davon beherrschen lassen.

Im Gewirr von Big Data

Die nächste Abkürzung: IOTA. Einer ihrer Gurus ist Dominik Schiener, ein Südtiroler Anfang 20, der die Technologie mit drei anderen aus der Taufe hob. IOTA, angelehnt an den neunten Buchstaben des griechischen Alphabets, setzt sich zusammen aus IoT und Ta wie *tangle*, das englische Wort für Gewirr.

Von Kryptowährungen, allen voran Bitcoins, kennt man vielleicht das sogenannte Blockchain-Verfahren. Es ist im Prinzip nichts anderes als ein Kassenbuch in der Hightech-Ausführung. Nicht der eine Buchhalter einer Firma oder eben der eine Server, die eine Datenbank führt die Geschäfte, sondern viele von ihnen zugleich auf der ganzen Welt.

Denken Sie an das Kindermerkspiel: »Ich packe meinen Koffer und nehme mit: …« Der Erste packt in Gedanken die Badehose ein, die Zweite das Gummiboot, der Dritte den Gameboy. Und so weiter. Jeder muss die immer länger werdende Reihe von Gegenständen richtig von vorne bis hinten herunterbeten. Bis zum ersten Fehler.

Genauso funktioniert Blockchain. Auch hier wächst die Kette unaufhörlich, bloß dass niemand einen Fehler macht. Anstelle von Badehose und Gummiboot wird eine Kette von Transaktionen aneinandergereiht. Dabei gibt es keine zentrale Instanz, die für sich in Anspruch nimmt, allein vertrauenswürdig zu sein. Keine Bank. Kein Onlinehändler. Das Vertrauen soll aus der endlosen Kette von Transaktionen entstehen, deren Einzelschritte auf immer anderen Schultern ruhen. Die Kette ist sich selbst verantwortlich.

IOTA geht weiter. Anstelle der Blocksätze kommt das Gewirr ins Spiel. Tangle. Vereinfacht gesagt: ein organisiertes Durcheinander. Chaos mit System. Am Ende entsteht – so behaupten die Entwickler – ein dezentrales Netzwerk, das sich selbst reguliert. Von innen heraus. Von Anwender zu Anwender. Auf Augenhöhe. Querkommunikation unter Gleichen. Peer-to-Peer, wie es heute heißt. Das klingt wunderbar, hat aber ein Hauptproblem: die Sicherheit. Es gibt ja nicht nur freundliche Menschen, die sich elektronisch lieb haben.

Und darüber hinaus, jenseits von Wirtschaftlichkeit und Cyberkriminalität, stellen sich vor allem solche Fragen: Will ich, dass meine Lebensversicherung Bescheid weiß, wenn ich ein paar Monate kaum Sport treibe, obwohl ich eine spezielle Bleib-gesund-Police zum Sondertarif habe? Was heißt das für meine Beiträge? Will ich, dass die Krankenkasse davon weiß? Bloß weil meine smarten Laufschuhe nicht den Mund halten konnten? Will ich bei der Sozialversicherung als Problemfall eingestuft sein?

Noch so eine Teilvision der Übervision Internet der Dinge: das Handy als treuer Freund in dunklen Stunden. Auch davon wird längst nicht nur geträumt. Eine App, die Smartphone-User auf mögliche Depressionen scannt, ist seit rund drei Jahren auf dem Markt. So zweifelhaft die Sinnhaftigkeit eines solchen Programmes sein mag, gibt sie die Richtung der menschlichen Begehrlichkeiten vor. Weil: Das ist noch lange nicht alles.

Künftig sollen die immer noch raffinierteren, immer noch sensibleren Sensoren der kleinen Wundergeräte als Stimmungsaufheller in Krisenzeiten dienen. Indem sie die Gemütslage automatisch abtasten und Gegenmaßnahmen ergreifen. Wie auch immer die aussehen mögen.

Erste Erfahrungen mit selbstfahrenden Google-Autos zeigen, wie es um die Reste menschlicher Anonymität bestellt ist. Nicht nur unser Standort wird künftig immer und überall abrufbar sein, wenn wir das Handy an unserer Seite haben. Im Prinzip alles, was uns ausmacht. Weil wir Auskunft darüber geben, wie es uns gerade geht. Ganz tief in uns drinnen.

Das Ganze sogar vertraglich festgehalten. John Hancock, einer der größten Versicherungsdienstleister in den USA, bietet jetzt schon eine *interactive life insurance* an. Menschen mit so einer interaktiven Versicherung müssen eine Smart Watch am Handgelenk tragen, die 24 Stunden Gesundheitsdaten sammelt und an die Versicherung schickt, wo diese Daten ausgewertet werden. Die Vermutung liegt nahe, was passiert, wenn sich die Messdaten verschlechtern. Es meldet sich vielleicht ein automatisierter Kundenberater: Mister Smith, Ihr Life Check hat ergeben, dass Sie ein erhöhtes Gesundheitsrisiko aufweisen. Das heißt, es gibt zwei Möglichkeiten. Wir erhöhen Ihre Prämie oder kündigen unseren Vertrag. Thanks for your cooperation, bye-bye.

John Hancock startete 2015 mit solchen Versicherungsplänen. Heute sind alle Angebote davon betroffen. Die interaktiven Versicherungen seien nur zum Wohl des Menschen. Wer gesund bleibt, bekommt Rabatte und Geschenkkarten. In Österreich gibt es übrigens noch keine Versicherungen, die so arbeiten.

Demnächst flott auf Sternenreise

Wohin gehen wir? Wohin fliegen wir? Wie ändert das das kollektive Bewusstsein? Nicht nur auf der Erde geht der Fortschritt voran. Mittlerweile gibt es Überlegungen, auf dem Mond eine Raumstation aus dem 3D-Drucker herzustellen. 3D-Druckverfahren sind den Menschen mittlerweile vertraut. Ganze Gebäude werden auf diese Weise gedruckt, indem ein Druckkopf am Arm eines Roboterarmes oder an einem Gerüst geführt wird. Schicht um Schicht baut er Werkstoffe auf. Idealerweise bei Zimmertemperatur. Da funktioniert es am besten.

Für den Mond mit seinem dramatischen Temperaturgefälle (jeder Tag und jede Nacht dauert dort oben zwei Wochen) muss die Technologie angepasst werden. Als möglicher Standort auserkoren sind die Polargebiete des Erdtrabanten, weil dort dank nahezu konstanten Sonnenlichteinfalls, wenn auch in flachem Winkel, die Temperaturschwankungen am geringsten ausfallen.

Das Baumaterial, um vorerst eine Kuppel mit aufblasbaren Wohn- und Arbeitsräumen zu errichten, soll der Mond selbst liefern.

Mag sein, dass der japanische Internet-&-Mode-Milliardär Yusaku Maezawa von den ersten Schritten in diese Richtung schon etwas zu sehen bekommt. Wenn er im Jahr 2023 den ersten Touristenflug zum Mond antritt und in 200 Kilometern Entfernung ein paar Runden dreht. An Bord einer SpaceX-Rakete von Tesla-Gründer Elon Musk. Und mit ihm sechs bis acht Künstler, wie der Japaner ankündigte.

Was der Spaß kostet, wird nicht verraten. Yusaku Maezawa hat sein Vermögen mit der Internetseite Zozotown gemacht, über die auch maßgeschneiderte Mode bestellt werden können. Letztens kaufte er ein Gemälde von Jean-Michel Basquiat zum Rekordpreis von 110 Millionen Dollar. Bei seinem Milliardenvermögen ist ein Urlaub zum Mond locker drin.

»Sind wir bald da?«, fragt die Gegenwart. »Am Ende der Reise?«

»Bisschen noch«, sagt die Zukunft.

Der logische nächste Schritt sind interstellare Reisen. Die Abermillionen von Kilometern überwinden auf dem Flug zu fernen Planeten unserer Milchstraße oder gleich in andere Galaxien. Schon die erste bemannte Marsmission, geplant für das Jahr 2030, könnte von dieser neuen Technologie, die es in anderen Bereichen der Wissenschaft ansatzweise gibt, profitieren.

Hibernation heißt das Zauberwort. Basierend auf dem lateinischen Wort *hibernus*. Winter. Ein künstlich herbeigeführter Winterschlaf.

Die Natur macht es seit jeher vor. Wenn der Igel sich in den Winterschlaf verabschiedet, drosselt er seine Atmung von 50 Zügen pro Minute auf einen oder maximal zwei. Das Herz fährt ebenfalls die Leistung drastisch nach unten. Fünf Schläge pro Minute. Und nicht 200. Zuvor wird der Stoffwechsel umgestellt.

Anstatt Eiweiße und Kohlenhydrate zu verbrennen, wird der interne Schalter zur Energiegewinnung auf Fettsäuren umgelegt.

Bären wiederum schlafen bei fast normaler Körpertemperatur monatelang. Der Stoffwechsel sinkt auf das halbe Maß ab, die Herzfrequenz auf ein Viertel, von 40 auf zehn. Winterruhe wird dieser Zustand genannt.

Schildkröten betreiben echten Winterschlaf. Wochen vorher schon stellen sie jede Nahrungszufuhr ein, um sich hinterher einzugraben und bei gleichbleibend niedriger Temperatur zu überwintern. Das müssen keine Ninja Turtles sein, die können das von Natur aus.

Auch manche Primaten halten eine Art Winterruhe, nur nicht im Winter. Sie fahren ihren Stoffwechsel während der extremen Trockenmonate so drastisch runter, dass sie in einen Dämmerzustand fallen. Zum Beispiel die Fettschwanzmaki auf Madagaskar.

Das zeigt: Ein Herabkühlen ist nicht zwingend notwendig. Umgelegt auf den Menschen hieße das: Wir könnten versuchen, es den Igeln nachzumachen und auf Hormone zur Energieversorgung umstellen, die in den Fettsäuremodus gehen. Leptin ist so ein Hormon. Es wird in unseren Zellen hergestellt und regelt unter anderem den Appetit.

Ebenfalls angedacht: die sogenannte situationsadaptierte Genexpression. Auch hier ist das Vorbild im Tierreich zu finden. Spezielle Gene bei Murmeltieren, Eichhörnchen, Fledermäusen und Schwarzbären schalten bei Bedarf auf Winterbetrieb um. Die menschliche DNA enthält ähnliche Gene. Allerdings kommt dieses Umschalten, darum Genexpression, bei uns nicht zur Anwendung. Ausgenommen im Fötus oder womöglich bei Neugeborenen; darüber ist sich die Forschung noch nicht im Klaren. Schwierig zu bewerkstelligen ist die Sache unter anderem, weil diese Genexpression nur durch ein komplexes Zusammenspiel mehrerer Gene in Gang gesetzt wird.

Aus der modernen Medizin ist die Hibernation nicht mehr wegzudenken. Sogar Laien wissen, dass Lawinenopfer oder Ertrinkende höhere Überlebenschancen ohne Hirnschädigung haben, je besser sie vor dem Auffinden gekühlt waren.

In der Herz- und Hirnchirurgie kommt Hibernation in besonders gravierenden Fällen seit Kurzem zur Anwendung. Federführend hier die Medizin in den USA. Dabei wird der Patient auf 18 bis 12 Grad herabgekühlt. Tiefhypothermer Kreislaufstillstand heißt der Zustand. Blutkreislauf und Atmung werden künstlich und völlig gestoppt. Der Patient ist klinisch tot. Das Chirurgenteam hat bis zu einer Stunde Zeit für den nötigen Eingriff. Da auch die Gehirntätigkeit in Kälteschlaf versetzt wird, ist der Mensch rein physiologisch betrachtet der Ewigkeit ein großes Stück naher als dem Leben.

Ein krasses Beispiel von menschlichem Winterschlaf hat der Japaner Mitsutaka Uchikoshi geliefert. Zwölf Jahre ist es her, dass er bei einer Bergwanderung verlorenging. Er war gestürzt, hatte das Bewusstsein verloren und überlebte unglaubliche 24 Tage ohne Wasser und Nahrung bei frostigen Temperaturen. Als man ihn fand – ohne Puls, ohne Atmung –, hatte sein Körper nur noch 22 Grad Temperatur. Man brachte ihn in die Klinik nach Kobe, und dort wachte Mitsutaka Uchikoshi wieder auf.

Cool. Auch wenn Raumfahrtagenturen beteuern, die Hibernation zurzeit nicht zu beforschen, stellen sie doch zumindest in den gedanklichen Raum, welche enormen Vorteile dadurch zu erzielen wären. Das Modell sieht vor, Mannschaften im Schichtbetrieb in den Wintermodus zu schicken. Zwei Wochen werden die einen tiefgekühlt, zwei Wochen die anderen. Vorteil: weniger Sauerstoff-, Wasser- und Nahrungsverbrauch des gesamten Teams.

Natürlich klingt das alles sehr utopisch, allerdings hält man sich dabei an die Naturgesetze. Damit würde es sehr wohl möglich. Die Kabinen könnten kleiner ausfallen, da der psychologische Druck der endlos langen Reise abgefedert würde. Außerdem würde die eintönige Reisezeit für jeden deutlich verkürzt. Und: Die Muskelschwächung in der Schwerelosigkeit fiele nicht so gravierend aus. Nachteil: der Muskelabbau. Wie lässt er sich bei so einer Expedition generell in Grenzen halten? Durch automatische, elektronische Anregung der Zellen? Was geschieht mit der Hirnfunktion? Was mit den Körperzellen, wenn die Zellteilung stark verlangsamt wird? Werden sie trotzdem ausreichend durch neue ersetzt? Wie verkraftet der Mensch das systematische Fehlen von erlebter Lebenszeit? Was macht es mit Raumfahrern, wenn sie über Wochen hin träumen? Womöglich von Mädchen auf dem Mars.

Das war sexuell anzüglich und muss gemeldet werden.

Gedanken steuern Flugzeuge

Wohin gehen wir, was kommt Neues, wozu ist der Mensch fähig?

Die unglaublichen Meldungen überschlagen sich wie Kampfjets. Brainflight nennt sich das Projekt der Technischen Universität in München, Lehrstuhl für Flugsystemdynamik. Zielsetzung: Menschen sollen eine Passagiermaschine fliegen. Keine Piloten und auch nicht mit Steuerknüppel im Cockpit, sondern mit der Kraft der Gedanken.

Zehn Probanden mit unterschiedlichen Kenntnissen in Sachen Fliegerei wurden auserkoren. Einer war dabei, der noch nie davor ein Cockpit von innen gesehen hatte. Die Kommunikation zwischen Mensch und Maschine wurde mit der altbekannten EEG-Technik hergestellt. Die Piloten trugen Spezialhauben, über die ihre Hirnströme angezapft wurden. Dazu kam ein an der Uni Berlin entwickelter Algorithmus, der es einem Computer erlaubte, die elektrischen Potenziale aufzuschlüsseln und in klare Steuerbefehle umzuwandeln. Rauf, runter, links, rechts, schneller, langsamer.

Erstaunlich die Ergebnisse: Acht von zehn schafften es, vom vorgegebenen Kurs weniger als zehn Grad abzuweichen. Der Landeanflug bei schlechter Sicht führte nicht zwangsläufig bei allen zum Crash. Und einer setzte überhaupt eine Traumlandung knapp neben dem Mittelstreifen hin.

An fahrerlose U-Bahnen und Züge hat sich der Mensch schon gewöhnt. Nicht in Österreich, aber in Nürnberg oder Paris ist das gang und gäbe. Wie in vielen anderen Städten auf der Welt. Erste Geisterbusse sind im Probebetrieb unterwegs. Bei Flugzeugen ist die Hemmschwelle um einen erheblichen Faktor höher. Möglich wäre es bereits.

Die Initiatoren des Projektes Brainflight betonen übrigens, dass an der Schnittstelle von Gehirn und Computer ausnahmslos Signale verarbeitet werden. Klar definierte, elektrische Impulse des Gehirns, die erkannt werden. Gedanken, heißt es, könnten auf die Art sicher nicht gelesen werden.

An der Technik arbeiten andere.

Gedanken lesen

Es geht um das Auslesen menschlicher Gehirnströme. *Brain-to-Text* nennt sich das Forschungsprojekt, und seine Resultate sind nicht ganz neu. Der erste Etappensieg in diese Richtung liegt drei Jahre zurück. Da gelang es, kontinuierlich wiederholte, gesprochene Sätze in Text umzuwandeln.

Erst waren es einzelne Laute, dann ganze, wenngleich noch recht einfache Satzgebilde. Die Spracherkennung macht sich die Aktivitätsmuster des menschlichen Gehirns zunutze. Das Verfahren basiert auf der EEG-Technik und nennt sich Elektrokortikographie. Weil dabei Elektroden am Kortex, der Großhirnrinde, andocken. Entwickelt wurde Brain-to-Text mit Epilepsie-Patienten, deren Hirntätigkeit aufgezeichnet wurde, während sie laut Texte vorlasen. Dies setzte allerdings einen chirurgischen Eingriff voraus. Netzartig verflochtene Elektroden wurden davor subdural angebracht, sprich unter der harten Hirnhaut.

Daran scheiterte bisher auch der nächste Schritt. Der zum richtigen Gedankenlesen. Weil es mit bekannten Messmethoden nicht möglich ist, Hirnsignale außerhalb des Kopfes zu erfassen. Noch nicht. Ansätze gibt es in Form der Magnetoenzephalographie.

Schützenhilfe erhalten diese Forschungen von anderer Seite: Wissenschaftler an der niederländischen Radboud University Nijmegen gelang es mithilfe einer seit Jahrzehnten bewährten Technologie. Der Magnetresonanztomographie.

Die Funktionsweise: Jedes Atom unseres Körpers hat einen Kernspin, einen Drehimpuls des Atomkerns. Die Kernspins der vielen Atome sind in alle möglichen Richtungen ausgerichtet. Wirkt ein starkes Magnetfeld auf uns ein (wie in einem Kernspintomographen), richtet sich der überwiegende Teil der Atome nach diesem Magnetfeld aus. Wie eine Kompassnadel. Der Rest zeigt exakt in die Gegenrichtung. Physikalisch betrachtet, entsteht so eine Energiedifferenz. Radiowellen regen nun jenen Bereich an, der untersucht wird. Der Körper sendet Signale zurück, die in Bilder umgewandelt werden. So entsteht Schicht für Schicht ein Bild ums andere.

Auf die Art konnten die holländischen Forscher Hirnregionen sichtbar machen, die beim Betrachten einzelner Buchstaben besonders aktiviert, also mit besonders sauerstoffreichem Blut versorgt wurden. Beim Betrachten der Buchstaben ergaben sich eigene Aktivitätsmuster auf der Sehrinde des Gehirns. Den Schlüssel zur Dechiffrierung brachte eine spezielle Software. Sie rekonstruierte aus den vorerst verpixelten, unscharfen Mustern jene Buchstaben, die die Probanden angesehen hatten. Ein großer Schritt Richtung Gedankenlesen.

»Von dort ist es zur Kontrolle gar nicht mehr so weit«, sagt die Zukunft, und die Gegenwart zuckt zusammen: »Du weißt jetzt alles über mich?«

Ob die daraus entstehenden Konfliktsituationen mit den Forderungen der Bergpredigt oder der Zehn Gebote gelöst werden können, bliebe abzuwarten.

Der Cyborg mit dem Reisepass

Vielleicht ist Ihnen dieser Mann schon einmal in den Medien begegnet: Neil Harbisson. Geboren in England, aufgewachsen in Katalonien, Jahrgang 1984, Beruf: Künstler.

Einmal gesehen, können Sie ihn bestimmt nie wieder vergessen. Das liegt nicht etwa an der blondgraumelierten Pilzkopffrisur oder an der Art, wie er sich bewegt, sondern an dem, was er immer bei sich trägt. In sich. Aus seinem Hinterkopf ragt ein schlangenähnliches Metallding, eine Art dünner Brauseschlauch.

Neil Harbisson hat in seinem Schädel eine WiFi-Antenne eingebaut. Unübersehbar biegt sie sich von hinten über seinen Kopf nach vorne bis über die Stirn. Wie die Miniaturausgabe einer Bogenlampe. Abnehmbar ist die Antenne nicht, dafür flexibel. Ein Chirurg, er will anonym bleiben, hat ihm das Teil vor Jahren ins Haupt eingepflanzt und ans Hirn angedockt. Seither kann Herr Harbisson Farben hören.

Bis biometrische Fotos mit der Antenne im Kopf von den Behörden für seinen neuen Reisepass zugelassen wurden, hat es gedauert. Ein jahrelanges Ringen gegen die Mühlen der Bürokratie. Aber dann war es so weit. Seither ist Neil Harbisson offiziell ein Cyborg. Mit Reisepass.

Der erste staatlich anerkannte Maschinenmensch der Welt. Noch nicht so ausgefeilt wie Arnold Schwarzeneggers Terminator. Aber immerhin. Ein echter.

Cyborg – rein sprachlich ein Sonderfall zusammengefasster Abkürzungen, ein Akronym, hergeleitet vom englischen *cybernetic organism.* Kybernetischer Organismus. Ein Mischwesen aus Organismus und Maschine also.

Farbenblind von Geburt an, verfiel Neil Harbisson eines Tages auf die Idee mit der Antenne. Sie fängt Schwingungen auf und übersetzt sie in Klänge. Malt er beispielsweise an einem Bild, hat jede Farbe einen eigenen Ton. Irgendwann, sagt Harbisson, sei ihm das Spektrum zu eintönig geworden, weshalb er es um Ultraschall und Infrarot erweitern ließ. Das fetzt mehr im Sound.

Seither kann er hören, was sonst niemand hören kann. Sonnenstrahlen zum Beispiel. Fernbedienungen und Bewegungsmelder. Alarmanlagen auch. Und menschliche Gesichter. Bei Vorträgen fischt Harbisson gerne nach Lachern im Publikum, wenn er beim Gesichter-Hören von Prinz Charles erzählt, dem er zurief: »Darf ich Ihr Gesicht anhören, Sir?« Und dann zeigt er das verdutzte Gesicht, das der britische Kronprinz zog.

Über Woody Allen sagt der Cyber-Neil: »Es hört sich an wie ein sehr sanftes Gemälde.« Weil Neil Harbissons Antenne rund um die Uhr online ist, hat er auch pausenlos Internetverbindung. »Wenn ich schlafe, können Menschen mir Farben senden und meine Träume einfärben.«

Was ist das? Geniales Selbstmarketing eines Kunstschaffenden, der beklagt, von der Gesellschaft nicht verstanden zu werden? Avantgarde? Ist Harbisson Pionier oder Freak?

Die weltweite Bewegung, deren Speerspitze, oder besser: Antennenspitze, er ist, wächst. Auf bescheidenem Niveau, aber doch. Heute 1.000. Morgen 2.000. Übermorgen 4.000. Überübermorgen 8.000. Bald eine Million, bald zehn Millionen. Und so weiter.

Harbisson glaubt, dass es in dreißig Jahren völlig normal sein würde, mit Antennen im Kopf herumzulaufen und durch Hightech den Verstand zu verbessern. So wie Tattoos heute die Haut verändern. Was vor fünfzig Jahren noch stigmatisiert war, ist heute völlig normal. Außerdem meint er, die Verschmelzung von Mensch und Maschine wäre längst im Gang. Zu erkennen am Sprachgebrauch, wenn Smartphone oder Tablet leer sind und wir sagen: »Ich habe keinen Akku mehr.«

Cyborgismus. Der Name dieser Bewegung.

Der Deutsche Oliver Waack-Jürgensen etwa, seit Jahren Arthrose-Patient, will sich bei seiner nächsten Hüftoperation in die künstliche Gelenkpfanne ein drahtloses Handy-Ladegerät einbauen lassen. Und einen WLAN-Router. Ausreichend Platz wäre vorhanden.

Bisher ist er gegen Mauern gerannt, weil Ärzte sich weigerten, den Eingriff mit dem Gimmick vorzunehmen. Das Argument: bloß ein Spleen ohne medizinische Notwendigkeit. Waack-Jürgensen selbst sieht das technische Hochrüsten des eigenen Körpers als Trostpflaster für sein Leiden. »Wenn es klappt, kann ich sagen: Wo ich bin, ist immer ein WLAN.«

Andere Cyborgisten laufen längst mit einer Vielzahl von Hightech-Implantaten durch die Gegend. Mediziner weigern sich allein schon aus ethischen Gründen, die OP vorzunehmen. Abgesehen von den unabsehbaren gesundheitlichen Folgen. Von Rost bei minderwertigen Fabrikaten angefangen bis zur ungeahnten Strahlenbelastung, weil sie ja von innen käme und alle Schichten durchdringen müsse, um außerhalb des Körpers etwas in Gang zu setzen. Nicht ungefährlich, so ein Upgrade.

Also weichen die Möchtegern-Cyborgs in Tattoo-Studios aus, die ein nettes Zubrot einstreichen. Patrick Paumen, auch er Deutscher, hat schon zwölf Implantate im Körper. An verschiedensten Stellen. Die Hälfte sind Chips. Sie arbeiten mit der passiven, batterielosen RFID-Technologie. *Radio Frequency Identification.* Übertragung nur auf kurze Distanz. Mit ihnen kann der junge Mann sein Auto aufsperren. Oder dem Laptop das Passwort zufunken.

Die andere Hälfte sind Magnetimplantate. Wirklichen Nutzen kann Patrick Paumen diesen Dingern selbst nicht zusprechen. »Sie vibrieren.«

Doch die Autoindustrie, meint er in einem Fernsehinterview, hätte durchaus Interesse. Etwa um den Fahrer über genau dieses Vibrieren unter der Haut vor Gefahren zu warnen. Weil der Mensch auf nichts so rasch anspreche wie auf das Fühlen. Wesentlich mehr Nutzen erhofft sich Patrick zurzeit von seinem neuesten Zuwachs, einem Chip, den er mit Apps bespielen könne. Zum bargeldlosen Bezahlen beispielsweise.

In Schweden gibt es mittlerweile eigene Implantationspartys. Bio-Hacker nennt sich die Szene um den Jungunternehmer Hannes Sjoblad. Das Einsetzen von Chips dauert bei ihm keine zehn Sekunden und genießt bei manchen einen Supercool-Status. Auch wenn die meisten gar nicht so recht wissen, was sie damit anfangen sollen. Möglich ist das Speichern von Passwörtern oder Visitenkarten und alles mit einer einzigen Bewegung mit dem Smartphone zu teilen. Quasi im Handumdrehen verlinkt.

Reiskorngroß sind diese Chips, mit denen Sjoblads Mitarbeiter Zutritt zum Büro erhalten. Auf freiwilliger Basis. Zurzeit noch. Diese Transponder sind beim Chippen von Haustieren längst Standard. Eine Kupferspule. Ein Chip. Ummantelt mit Bio-Glas. Fertig ist das Überwachungstool.

Werden diese Chips in fünf, zehn Jahren die Geräte ersetzen, mit denen wir uns jetzt schon selbst und fast lückenlos überwachen? Von Fitnessbändern über Schrittzähler und Wearables bis zu Biofeedback-Apps zur erweiterten Datenaufnahme.

In Stockholm, wo Sjoblads *Epicenter* beheimatet ist, denken Stadtpolitiker darüber nach, Implantate als Fahrscheine für den Nahverkehr einzuführen. Er selbst relativiert nur insofern, als er seine Arbeit auch als *Demokratisierung von Technik* bezeichnet. Weil er nicht nur helfen wolle, zu verstehen, wie sie funktioniert, sondern auch, wie sie gegen uns Menschen verwendet werden könne. Dafür müsse man sich bloß ein wenig maschinell verwandeln.

Unwillkürlich fällt einem Sigmund Freuds *Das Unbehagen in der Kultur* ein, in dem er prophetenhaft voraussieht:

»Der Mensch ist sozusagen eine Art Prothesengott geworden, recht großartig, wenn er alle seine Hilfsorgane anlegt, aber sie sind nicht mit ihm verwachsen und machen ihm gelegentlich noch viel zu schaffen. Er hat übrigens ein Recht, sich damit zu trösten, daß diese Entwicklung nicht gerade mit dem Jahr 1930 A. D. abgeschlossen sein wird. Ferne Zeiten werden neue, wahrscheinlich unvorstellbar große Fortschritte auf diesem Gebiete der Kultur mit sich bringen, die Gottähnlichkeit noch weiter steigern. Im Interesse unserer Untersuchung wollen wir aber auch nicht daran vergessen, daß der heutige Mensch sich in seiner Gottähnlichkeit nicht glücklich fühlt.«

Die letzte Prothese: Der unsterbliche Mensch

Die Möglichkeiten sind mannigfaltig. Die Firma Cyborg Nest, 2016 gegründet von den Digitalspezialisten Liviu Babitz und Scott Cohen, bietet ein Implantat namens North Sense an, das den Menschen nach Norden ausrichtet. Er soll das Nord-Gefühl bekommen. Der letzte Schrei. North Sense ist ein deutlich sichtbares Brustimplantat, das zu vibrieren beginnt, sobald sein Träger sich nach Norden wendet. Ein körpereigener Kompass. Ein Google Maps, für das man kein Internet braucht. Das könne, meinen die Vertreter der Vision, unsere gesamte Wahrnehmung der Umwelt ändern. Für 350 Dollar kann man sich das Ding einpflanzen lassen. Der Werbespruch: »Manche Theorien besagen, die Menschheit hatte immer schon den Nord-Sinn. Alte Traditionen wie Feng Shui basieren auf der Ausrichtung des Menschen zur Erde. Mit

North Sense bekommen Sie dieses uralte Richtungsgefühl zurück. Den Norden zu fühlen, verbindet Sie mit der Erde, mit dem All und dem Magnetfeld der Erde. Und über die Zeit werden neue Erinnerungen, Karten und Lebensmomente geschaffen, beeinflusst von einer neuen spirituellen Schicht – deinem North Sense.«

Noch schräger ist das Projekt *Neuralink*, hinter dem übrigens auch Tesla-Gründer Elon Musk steckt. Der Milliardär will Gehirn und Computer komplett verbinden. Schon in ein paar Monaten möchte Musk eine bahnbrechende Technologie vorstellen.

Neuralink hat Elektroden entwickelt, die ins Gehirn eingesetzt werden. Die direkte Verbindung zum Computer durch diese sogenannte mnemonische Schnittstelle soll es dem Menschen ermöglichen, bei der Entwicklung künstlicher Intelligenz mitzuhalten. Er wird selbst zur Maschine, zur kybernetischen Andockstelle.

Elon Musks Auftritt im Podcast von Joe Rogan, wo er ungeniert einen Joint geraucht hat, sorgte für Aufregung und verstörte die Aktionäre. Bevor er kichernd das Marihuana eingesogen hatte, plauderte Musk über sein streng geheimes Projekt. »Die Lösung ist besser, als es irgendjemand für möglich hält«, sagte er. Zurzeit wäre bei den Menschen der Datenfluss zwischen Computer und Hirn viel zu langsam, weil man aufs Smartphone schaut, auf Apps und Erinnerungen zurückgreift und die Informationen vom Display verarbeiten muss. Anstelle dieses »Strohhalms« beim Datentransfer, wie Musk das nannte, ermöglicht die Neuralink-Technologie »einen gigantischen Fluss« zwischen Gehirn und Computer.

Schleusen werden geöffnet, die Menschen digital massiv verbessert. Entweder war der Mann da schon sehr stoned, oder es gibt sie wirklich bald, die Schnittstelle für den neuen Supermenschen.

Und am Ende könne Neuralink »zur Unsterblichkeit führen«, weil man bequem »sein Gehirn hochlädt«, erklärte Musk. Willkommen in der Cloud. Am Friedhof der ewigen Gedanken. Hier ist genug Speicherplatz für alle. Wollen Sie eine virtuelle Villa beziehen? Einen Daten-Maserati fahren? Ein Glücksbad im Stromsee nehmen? Oder suchen Sie eine befreundete Einheit? Nur zu. Zeit und Raum gibt es nicht. Alles fließt.

Bis jemand den Stecker zieht. Off.

Allerdings gibt es schon weniger utopische Versuche, mit einer letzten Prothese den Tod abzuschaffen. Oder ihn zumindest weit hinauszuschieben.

Anti-Aging mit den Epi-Gen-Scheren

Warum werden wir überhaupt älter? Warum sterben wir eines Tages ganz von selbst? Ohne dass Krankheiten, Unfälle, andere Schicksalsschläge oder das dämonische Prinzip des Bösen in Menschengestalt nachhelfen? Was geschieht in unserem Körper? In unseren Zellen?

Das hat auch mit einer Ladungsveränderung an der DNA, außerdem mit epigenetischen Methylierungen zu tun. Mit Methylgruppen, diesen winzigen Rucksäcken, die an unserer DNA hängen. Je nachdem, ob sich die Zelle dafür entscheidet oder nicht, kommen sie zum Einsatz und knipsen bestimmte Gene an oder aus. Nach dem Lichtschalterprinzip.

Beim Alterungsprozess spielen diese Methylgruppen-Rucksäcke eine entscheidende Rolle. Allerdings ungewollt. Weil kleine Reste von Methyl im Laufe so eines immer längeren Lebens an Stellen der DNA angehängt werden, wo sie eigentlich nicht hingehören. Auf diese Weise wird die DNA allmählich deaktiviert. Darum arbeitet die Leber irgendwann nicht mehr so, wie sie soll. Darum gibt die Bauspeicheldrüse irgendwann den Geist auf. Darum wird die Haut schrundig und faltig.

Diese Methylreste sind uns nicht grundsätzlich übel gesinnt nach dem Motto: Wird Zeit, dass wir dich endlich ins Grab bringen. Im Gegenteil, das Methyl steht im Dauereinsatz zu unseren Gunsten und gegen die Vielzahl von Viren, die wir in uns aufnehmen. Damit diese Viren sich nicht in unserem Erbgut einnisten, hat die Natur es so eingerichtet: Sie setzt Methylreste drauf. Sie verhindern, dass die Viren aktiv gegen uns werden. Wie ein Wachstropfen, der die bedrohte Stelle versiegelt.

Dabei hapert es allerdings mit der Genauigkeit. Die Natur kann die Methylreste nicht so punktgenau setzen, dass die Viren – und nur die Viren – deaktiviert werden. Wir würden sagen: Kollateralschaden. Die Medizin hat eigene Begriffe: Hypermethylierung im Promotorbereich und Hypomethylierung im Stabilitätsbereich der DNA.

Dazu gibt es seit Kurzem erstaunliche Erkenntnisse, die in *Genome Biology* veröffentlicht wurden. Es ist die weltweit erste Arbeit, durchgeführt von Forschern unter der Leitung der schottischen University of Edinburgh. Dabei wurde auf jahrzehntealte Daten mehrerer Studien zurückgegriffen, unter anderem über Herz-Kreislauf-Erkrankungen, um größtmögliche Breite und bestmöglichen Langzeiteffekt zu erzielen. Die Kernaussage der Großstudie anhand von Blutmessungen: Das Muster der Methylierung unserer DNA lässt Rückschlüsse über unser biologisches Alter im Verhältnis zu unserem kalendarischen oder chronologischem Alter zu.

Sprich, wenn die Methylreste das Erbgut schon überfleißig versiegelt haben, ist die Chance höher, dass der Mensch früher stirbt. Je mehr Wachstropfen an der falschen Stelle, desto früher tot. Unser biologisches Alter ist alles, nur kein willkürlich festgelegter Wert. Bei Tausenden Probanden ergab sich ein signifikant früherer Todeszeitpunkt, wenn die Zellen der Menschen schneller gealtert waren als bei anderen.

Natürlich kommen andere Parameter dazu, wenn man den Zeitpunkt für das große Finale seriös berechnen will. Bildung, Lebenswandel, soziales Umfeld, IQ in der Kindheit, Vorbelastungen bei Krankheiten in der Familie, Ernährung, Bewegung und, und, und.

»Ich hol mir jetzt Chips und leg mich doch auf die Couch«, sagt die Gegenwart.

»Faulsack«, keppelt die Zukunft, »denk an die Methylierung.«

Sie spielt definitiv eine Rolle und präzisiert im Zusammenspiel mit den anderen Faktoren die Vorhersehbarkeit unserer Endlichkeit. Unklar nur, was wir mit der Information anfangen sollen. Wollen wir das? Exakt vorausberechnet haben, wann wir abtreten? Wissen, wie lange die Gen-Uhr noch tickt? Kein wirklich erbaulicher Gedanke, zum Bluttest zu gehen, per Post das Ergebnis zu bekommen und von da weg täglich auf den Abreißkalender des eigenen Lebens zu blicken. Ticktack. Noch so wenige Tage bis der Regenschirm zuklappt? Um Gottes willen, wie kann man diese Zeit am besten nützen? Genau um das geht's ja im Labyrinth des Lebens. Die Zeit am besten nützen.

Der forschende Mensch begnügt sich aber nicht mit der schlichten Erkenntnis. Er will eingreifen. Also bedient sich die Forschung einer Technologie, die erst vor drei Jahren, 2015, in der renommierten Zeitschrift *Science* zum *Breakthrough of the Year* ausgerufen wurde: CRISPR. Kurz für Clustered Regularly Interspaced Short Palindromic Repeats.

Eine Gen-Schere. Ein biochemisches Verfahren (CRISPR-Cas-Methode), um DNA ganz gezielt schneiden zu können. Dafür wurde es ursprünglich entwickelt. Um Erbkrankheiten zu Leibe zu rücken. Jetzt aber hat die Forschung begonnen, die Gen-Schere dort anzusetzen, wo die Hyper-Methylierung nicht sein dürfte. Wo die Wachstropfen zupappen, was sie nicht zupappen sollen.

Der Plan ist, diese Stellen hochpräzise abzuschaben und die Zellen zu verjüngen. Als würde man mit einer Rasierklinge den Dreitagebart abscheren, um wieder frischer auszusehen. Oder mit dem Schaber die alte Autobahnvignette abkratzen, um klare Sicht durch die Windschutzscheibe zu haben. Die Forschung steckt in den Anfängen, verspricht die große Revolution in der Altersforschung. Wir oder spätestens unsere Kinder erleben das noch.

Aktuell gibt es eine Handvoll Medikamente, die genau das tun, was die Gen-Schere künftig machen soll: überflüssige Methylreste finden und entfernen. Die Wirkung dieser Medikamente hat noch nicht die gewünschte Präzision, entfaltet sich noch nicht an der gewünschten Stelle. Außerdem gibt es allerhand Nebenwirkungen. Schließlich wurden diese Pillen nicht vorbeugend gegen das Altern entwickelt, sondern zum Beispiel im Kampf gegen Leukämie. Den Effekt, Methylreste zu eliminieren, erzielen sie trotzdem. Manchmal kommt man eben auf Umwegen zum Ziel. Viagra war ursprünglich auch als Mittel gegen Herzbeschwerden gedacht.

Die Menschheit ist sich der unabsehbaren Auswirkungen all dessen gar nicht bewusst. Was für ein enormer Einschnitt in das Wunder Leben. Schnappt die Gen-Schere eines Tages punktuell an der DNA zu, ließe sich Krebs ohne Chemotherapie heilen. Und der Alterungsprozess nahezu stoppen. Der Mensch würde sich schlagartig verjüngen. Innerhalb von ein paar Jahrzehnten würde alles durcheinanderpurzeln, was das Verhältnis der Generationen betrifft. Hundert wäre das neue Fünfzig, wie es in dem utopischen Hörstück *Altern 2.0* des deutschen Schriftstellers Ulrich Woelk heißt. Wer seine Gen-Pille schluckt, darf damit rechnen, sich mit 120 noch einmal zu verlieben. Aber wohin mit all den vielen jungen Power-Pensionisten? Zum Virtual Reality-Clubbing ins Mond-Camp? Ab in die Cloud zur schönen Aussicht? Auf den Mars? Mit dem Prothesengott Mensch. Warum nicht.

Google: »Krebs heilen ist zu wenig«

Im Silicon Valley sieht man die Dinge grundsätzlich aus einer anderen Perspektive. Die neuen Herrscher heißen Sundar Pichai, Google-CEO. Oder Larry Page, Google-Mitbegründer, nunmehr Chef der Konzernmutter Alphabet Inc., der in einem Interview für das Nachrichtenmagazin *Time* die Latte hoch legte: Die Heilung von Krebs sei für die Menschheit kein großes Ding. Natürlich werde das auch angestrebt, sei aber bald kein Thema mehr. In zehn Jahren, meint Page, wäre Krebs nicht mehr als eine chronische Krankheit. Außerdem: Die statistische Lebenserwartung der Menschen ließe sich mit dem Sieg über den Krebs ohnedies nur um drei, vielleicht vier Jahre erhöhen.

Page & Co. haben viel Größeres vor.

Calico nennt sich das Biotechunternehmen mit seinem Hauptquartier unweit der Google-Zentrale in Mountain View, Kalifornien. Der Name ist Programm. Calico steht für: *California Life Company*. Das Leben um gleich mehrere Jahrzehnte verlängern, mindestens, am besten ohne Ablaufdatum. Das ist das ausgerufene Ziel. Zu erreichen mit einem Mix aus mathematischer Kühle und Big Data.

In einem ersten Schritt erfolgt das Abklopfen gigantischer Datenmengen auf bisher verborgene Zusammenhänge und Muster. Dazu eine gigantische Datenbank für Genome und Epigenome, die erstellt wird. Damit sollen Altbestände der Alters- und Krankenforschung neu durchleuchtet werden. Außerdem wird die Entschlüsselung des sogenannten Mikrobioms vorangetrieben, die Kommunikation zwischen unseren Darmbakterien und dem Immunsystem. Erst im Vorjahr wurden Riesenerfolge an anderer Front gemeldet, bei der Dechiffrierung der menschlichen Eiweiße. Konkret: Beim Proteom des Herzens. Deutsche Forscher identifizierten 11.000 verschiedene Herzproteine. Diese Proteine können wir als molekulare Motoren der Zellen bezeichnen.

Forschungen an der Stanford University in Kalifornien, 2017 veröffentlicht in Nature, haben Bemerkenswertes ergeben: In den Genen von Babys, Kindern und Jugendlichen dürften spezielle Eiweiße kreisen, die jung halten. Zumindest klappt es bei alten Labormäusen, die plötzlich wieder Leistungsfähigkeit wie in besten Tagen zeigen. Eines dieser menschlichen Jungbrunnen-Proteine will das Team um Tony Wyss-Coray ausgemacht und isoliert haben. Man hat ihm den Namen Timp-2 verpasst. Versuche an Menschen laufen, konkret an Alzheimer- und Parkinsonpatienten, denen Konserven mit dem Blut junger Menschen verabreicht werden. Nicht nur Kranke halten dafür her. Tests an gesunden Menschen haben nach demselben Prinzip begonnen. Sie bekommen regelmäßig Timp-2.

Dr. Amazon verschreibt Medikamente

Google ist nur einer von vier Big Playern in der Welt der Gesundheit von morgen. Amazon etwa hat das geschichtsträchtige Programm *1492* gestartet. Die Entdeckung einer neuen Welt. Auch hier werden Daten im großen Stil gesammelt und in der Cloud abgelegt. Die Vision liegt offen da: Erst lädt der

Riese seine Kunden zum Online-Arztbesuch, und hinterher, nach der Ferndiagnose via Algorithmus, gibt's die passende Medikation. Abgestimmt anhand der Daten aus Hunderttausenden ähnlich gelagerten Fällen.

Kaufen Sie heute noch einen Toaster, um zu erfahren, dass Ihr Gerät oft auch mit einem Wasserkocher und einem Haartrockner zusammen bestellt wird, empfiehlt Dr. Amazon künftig ein Medikament und den passenden Magenschoner. Perfekt abgestimmt mit Ihrer persönlichen Krankengeschichte, die Sie längst mit allen Röntgenbildern und Attesten hochgeladen haben, sodass auch die zweite Hälfte Ihrer Lebensdaten in der Hand eines einzigen Konzerns ruht.

Facebook wiederum arbeitet an einem Human-Zellatlas. Eine virtuelle Landkarte der menschlichen Bausteine, ebenfalls als Einstieg in die Welt der Arzneimittel gedacht. Die Tage, da Pharmariesen allein am milliardenschweren Medikamentenkuchen genascht haben, sind gezählt. Das Business von morgen spielt sich online ab.

Microsoft mischt derweil in der Stammzellenforschung kräftig mit. Dabei will der Softwaregigant seine Kernkompetenzen auf die menschlichen Zellen umlegen. Gelingt es, zu entschlüsseln, wie Zellen im Körper ihre Entscheidungen treffen, lässt sich ein DNA-Computer bauen. Entscheidend ist die Frage, welcher biologischen Algorithmen sich die Zellen bedienen. Der DNA-Computer erkennt dann nicht bloß den Krebsbefall einer Zelle, er kümmert sich gleich um die Lösung. Mit einem Befehl zur Selbstvernichtung. Überhaupt sollen menschliche Zellen so weit geknackt werden, dass sie eines Tages ganz leicht umprogrammiert werden können.

IBM bleibt auch nicht untätig. Dem Konzern gelang es kürzlich, mittels lernfähiger Computersoftware die DNA eines Gehirntumors korrekt und wesentlich schneller zu interpretieren als ein ganzer Stab von Ärzten. In eine ähnliche Richtung stößt ein Künstliche-Intelligenz-System von Microsoft, das Tumorränder binnen Minuten analysiert. Eine Arbeit, auf die Radiologen manchmal Stunden verwenden müssen.

Nanoroboter, die durch die Blutbahn zischen und Insulin, Herzschlag und Blutfette rund um die Uhr checken, schweben nicht mehr im Reich der Fantasie. Das Sequenzieren des menschlichen Genoms ist ohnedies kein Hokuspokus mehr. Für ein paar Hundert Euro ist man dabei. Überhaupt geht der Trend dahin, dass künftig immer öfter die Maschinen untereinander über unsere Diagnosen plaudern. Krankenhäuser weltweit erproben diese virtuellen Assistenten. So können Patienten jetzt schon, etwa kurz nach der Entlassung, bei Unklarheiten über die Website mit der Klinik chatten, anstelle gleich wieder ins Spital zu fahren. Allerdings chatten sie nicht mit Ärzten oder Krankenschwestern, sondern mit dem Computer. Die Maschine ist mit allen Daten gefüttert. Ebenso, wenn gewünscht, mit der digitalen Patientenakte des Hausarztes.

Dazu passt die von Microsoft entwickelte App *HealthVault*. Ein Schließfach in der Cloud. Beworben wird dieses Tool auf der Homepage als »vertrauenswürdiger Ort, an dem Menschen Gesundheitsinformationen online sammeln, speichern, verwenden und freigeben«. Nur autorisierte Ärzte oder Versicherungen sollen darauf zugreifen dürfen. Und was ist mit denen, die es nicht dürfen und trotzdem tun? Zum Beispiel der Anbieter selbst?

Die Revolution der Medizin ist voll im Gange. Mittlerweile sind völlig neue Berufsbilder entstanden. IT-Experten, Programmierer, Informatiker oder Datenanalysten wechseln mit wehenden Fahnen zu Pharmakonzernen. Auf ihrer elektronischen Visitenkarte steht: Bioinformatiker.

Maschinen als Ärzte

Dass die künstliche Intelligenz in Teilbereichen der Medizin sehr wohl erfolgreicher sein kann als der Mensch, belegt eine Untersuchung aus Heidelberg: Dort wurde ein selbstlernendes Computersystem mit 100.000 Fotos von Melanomen und harmlosen Pigmentmalen gefüttert. Von 180 kontaktierten Hautärzten erklärten sich 60 bereit, die Herausforderung gegen die Maschine im Wettstreit um die bessere Diagnose anzunehmen. Im Wesentlichen ging es darum, hundert Hautmale zu begutachten und bestmöglich einzuschätzen. Nur nach diesen beiden Kriterien: bösartig, gutartig.

Eins zu null für Dr. Computer. So titelte Ende Mai 2018 die *Frankfurter Allgemeine*, nachdem die Ergebnisse des Versuchs in den *Annals of Oncology* veröffentlicht worden waren. Das Resultat war für die Hautärzte in der Tat ernüchternd. Im Schnitt traf der Computer wesentlich öfter ins Schwarze. Vor allem bei den jüngeren Doktoren aus Fleisch und Blut. Aber auch die älteren, erfahrenen Ärzte konnten nur bedingt mithalten. Nur 13 von 60 waren in ihren Prognosen treffsicherer als die künstliche Intelligenz.

Holger Hänßle, einer der Dermatologen, die dem Computer das Unterscheiden gutartiger und bösartiger Hautverfärbungen beigebracht hatten, beschwichtigt: »Hilfreich sind solche diagnostischen Hilfsmittel nur für sehr spezifische Fragestellungen.« Bei einem simplen Kaffeefleck auf einer hellen Hose käme die Technik vermutlich schon ins Schleudern. Außerdem seien Ärzte die besseren Allrounder. »Der Computer spuckt nur Wahrscheinlichkeiten aus. Was das letztlich bedeutet, muss der Arzt entscheiden.«

Mehrere Dutzend Millionen medizinische Abhandlungen zu allen möglichen Themen wurden mittlerweile von den vier Internetriesen digitalisiert. Der nächste Schritt lautet, den Maschinen beizubringen, was das heißt. Sinnerfassendes Lesen, um die Daten zueinander in Bezug zu bringen.

Vielleicht kann die künstliche Intelligenz dazu beitragen, die Medizin wieder menschlicher zu machen. Indem sie den Ärztinnen und Ärzten das verschafft, was sie am dringendsten brauchen: Zeit. Denn am Anfang jeder medizinischen Aktion steht das Wort. Und dafür benötigt man Zeit. Wenn ein Algorithmus in der Lage ist, diagnostisch tadellos zu arbeiten, haben Mediziner die Hände frei für andere Dinge. Etwa für die Akzeptanz des holistischen Menschen anstelle des althergebrachten Abklopfens einzelner, streng isolierter Symptome, um die Patienten hinterher von einer Stelle zur nächsten weiterzureichen wie ein Paket ohne Adressat. Viele Ärzte stemmen sich deshalb gar nicht gegen die Entwicklungen der modernen Medizin. KI? Okay. Sie sagen: Die

Sicht für ganzheitliche Zusammenhänge wird klarer, wenn Maschinen die diagnostische Vorarbeit machen.

Die Akzeptanz ist mitunter schnell da, auch vonseiten der Patienten. An künstliche Gliedmaßen, die sich mittels Gehirnströme steuern lassen, haben wir uns allmählich gewöhnt. Obwohl es sie erst seit ein paar Jahren gibt. Auch das ein Aspekt von: Wir sind Elektronik. Sogar fühlende Roboter-Hände sind in Umlauf. Solche, die Schnürsenkel binden können. Oder solche, wie vor vier Jahren in Washington vorgestellt, die neben Videospielen auch das Handspiel Schere-Stein-Papier meistern.

Das Prinzip beruht auf dem, was wir von den Anstrengungen hin zum Gedankenlesen kennen. Ein Brain-Computer-Interface. Signale aus dem Gehirn werden über die Nervenbahnen in die Prothesen geleitet und lösen dort eine Reaktion aus, führen gedachte Befehle aus. An sich schon sensationell. Der elektronische Prothesengott.

Was Forscher in Linz und Innsbruck zuwege gebracht haben, toppt das noch einmal. Weil sie den umgekehrten Weg gegangen sind. Weil sie einer Beinprothese das Fühlen beigebracht haben und die Fähigkeit, das Gefühlte auch korrekt ans Hirn weiterzuleiten.

In der Praxis schaut das so aus: Mechanische Sensoren, eingebettet in die künstliche Fußsohle, reagieren auf Druckveränderungen und setzen sie in elektrische Signale um. Die Signale wandern von der Sohle zum Amputationsstumpf und setzen dort die eigenen Nervenzellen des Patienten in Gang. Dafür musste ein punktgenauer Nerventransfer ermöglicht werden. Das heißt: Jene Nerven, die früher für ein bestimmtes Empfinden im Fuß verantwortlich waren, mussten mit den korrespondierenden künstlichen Strängen in der Prothese verbunden werden. Auf die Art gelangen die Signale von unten dorthin, wo sie hingehören. Nicht das Gehirn stellt durch Gedankenkraft die Verbindung zur Prothese her, sondern die Prothese die Verbindung zum Gehirn. Nicht die Technik lernt, die Befehle des Hirns auszuführen, sondern die Hirnareale lernen, dass dort unten jetzt wieder etwas ist, was acht Jahre lang nicht mehr da war.

Ergebnis: das weltweit erste selbstfühlende Kunstbein, das seinem Träger erlaubt, den Unterschied von Gras oder Beton als Unterlage zu erkennen. Das aus einem anfangs noch unbestimmten Gefühl in der Fußsohle nach längerem Eingewöhnungsprozess ein Empfinden einhaucht, dass der Patient, der heute 57 Jahre alte Tiroler Lehrer Wolfgang Rangger, sogar seinem liebsten alten Hobby wieder nachgehen kann: Klettern.

Die »offene Medizin« und ihre Feinde

Nicht immer schaffen es außergewöhnliche Erfindungen auf den Markt. Schuld daran ist die Profitgier. Vor ein paar Monaten wurde das Thema in der *Frankfurter Allgemeinen* aufgegriffen: Die Geschichte führt zurück ins Jahr 1999. Damals, als künstliche Intelligenz völlig unbekannt war, gab es *Lexmed*, ein lernfähiges Diagnosesystem. Lexmed wurde entwickelt, um Blinddarmentzündungen zu erkennen, und hatte das Potenzial, wie die Zeitung schrieb, eine Art digitaler Dr. House zu werden. Erstens, um Fehldiagnosen weiter zu minimieren. Zweitens, um viel gezielter, auch medikamentös, behandeln zu können. Schon der Prototyp funktionierte so prächtig, dass die Allgemeine Ortskrankenkasse (AOK) Baden-Württemberg über einen flächendeckenden Einsatz sehr laut nachdachte.

Was geschah? Die AOK hatte zu laut nachgedacht. Und so wehte der frische Lexmed-Wind auch in die Stuben der Pharmagiganten. Dort wurde sofort ein Gegenwind inszeniert. Ein Gegensturm. Fazit: Die AOK verzichtete dann doch lieber auf Lexmed, das seither in einer digitalen Schublade verstaubt. Seit 21 Jahren. Begründung für den Rückzieher: Man wolle das gute Verhältnis mit der Ärztekammer nicht belasten.

Tatsächlich war Lexmed in der Diagnostik so präzise, dass die Medikation wesentlich punktueller und effektiver gesetzt werden konnte. Aber das System kam nicht zum Einsatz. Es hätte die Gewinnmargen der Pharmaindustrie reduziert.

Heute würde man sagen: So geht Gesundheit.

Es geht aber auch anders.

Es geht immer anders, und die Entscheidung liegt bei einem selbst. Egal was man tut oder welchen Beruf man hat.

Es ist immer eine Frage der Entscheidung, des freien Willens.

Wohin gehen wir, die Menschheit?

Zwei Fragen stellen sich dem Denker und markieren den Weg: Wohin geht die Gesellschaft? Und: Wohin geht das Individuum? Über Letzteres haben wir reflektiert, über Ersteres soll es noch geschehen.

Auf den ersten Blick scheint die Gesellschaft offen, aufgeklärt, modern und *menschlich*.

Das ist sie bei weitem nicht. Es gibt mehr Feinde der offenen Gesellschaft als Freunde.

Es ist eine grundsätzliche Frage der Einstellung. Heute würde man sagen: Der Mindset muss passen. In vielen Unternehmen wird gerade ein sogenannter Change-Prozess eingeleitet oder umgesetzt. Gemeint ist die Anpassung an die Anforderungen der neuen Zeit, an die Digitalisierung, an den *Mitbewerb*, sprich die Konkurrenz. Veränderung muss her, sonst sperrt das Unternehmen zu. Das heißt, Veränderung wird angeordnet und nicht hinterfragt.

In der Geisteshaltung dagegen ist kein Change-Prozess gewünscht. Weil die äußeren Einflüsse nicht nach einer Veränderung verlangen. Das Unternehmen »Einstellung« geht nicht in Konkurs, wenn man es belässt, wie es ist. Im Gegenteil: Es wird mit Milliardenbeträgen aus der Forschung gefüttert. Gesucht wird lieber nach experimentalphysikalischen Unmöglichkeiten als nach transzendentalen Möglichkeiten. Für diese Art von Forschung sind die Budgets eher knapp.

Dabei wäre der Dialog auf Augenhöhe so sinnvoll.

Die Vision der offenen Gesellschaft

Die Fähigkeit, Kritik an den eigenen Ideen zuzulassen, zu ertragen und darüber zu reflektieren. Mit Menschen, die eigenverantwortlich handeln. Handeln dürfen. Und dabei auch irren dürfen. Auf ihren Schultern allein müsse der Fortschritt ruhen. Und nicht auf jenen eines selbstermächtigten, höheren Prinzips, das den Einzelnen zum beliebig austauschbaren Teil eines Kollektivs macht.

Genau das machte für Popper das Wesen einer offenen Gesellschaft aus. Die sah er zu seiner Zeit noch kommen. Mit ihrer Grundeigenschaft, sich permanent weiterzuentwickeln. Immer zum Besseren. Weil Popper es ablehnte, dass wir uns nur innerhalb der Grenzen der Geschichte bewegen. Uns nur so weit entwickeln, so weit es der Rückbezug auf die Vergangenheit zulässt.

Geschichte war für Popper keineswegs immanent, sodass wir sie nicht überwinden und hinter uns lassen können. Er betrachtete sie keineswegs als abgeschlossen, wie Hegel und andere es taten. Die moderne Welt verstand er als eine, die niemals vollkommen sein würde, immer eine, die nach der nächsthöheren Stufe streben sollte. Mithilfe von freien Wahlen und Demokratie.

Das Prinzip der zielgerichteten Evolution.

Popper polemisierte in seinen Schriften wiederholt nicht bloß gegen Platon und dessen Vorliebe für die Oligarchie, die Herrschaft der Wenigen, sondern auch gegen Hegel und dessen Schwäche für den preußischen Nationalstaat. Einerseits zu Recht, weil das enge Korsett preußischen Beamtentums aus heutiger Sicht nicht tragbar ist. Andererseits zu Unrecht, weil Hegel ebenso die Entwicklung eines Weltgeistes im Sinn stand.

Auch gegen Karl Marx' Philosophie trat Popper entschieden an. Marx sah im erfolgreichen Klassenkampf das Ende einer möglichen menschlichen Gesellschaftsentwicklung. Wie wir wissen, ist dieser Idealstaat niemals auch nur in Ansätzen eingetreten.

Als Popper 1994 starb, war die Welt noch eine andere, als wir sie heute vorfinden. Sei es in Hinblick auf die neue Blütezeit totalitärer Systeme wie in Russland und China. Sei es, was den rapiden Vormarsch der künstlichen Intelligenz angeht. Oder den Umstand, dass sich die Menschen heute freiwillig einer digitalen Überwachungsgesellschaft aussetzen.

Hat Poppers Vision der offenen Gesellschaft heute überhaupt noch eine Chance? Noch dazu, wo der Mensch selbst, als biologisches Wesen, im totalen Umbruch steht? Kinder werden immer größer, Menschen werden immer älter.

Die Hinweise auf Antworten sind vielschichtig. Sie liegen in dem immer erbitterter geführten Kampf der Kulturen, den wir zurzeit erleben. Generelle Gesellschaftstypen, die sich gegenüberstehen und einander kategorisch ablehnen. Ob dadurch eine offene Gesellschaft möglich wird?

Homo sinensis versus Homo europaeensis

Zwei konkurrierende Leitkulturen, die in ihrem gegensätzlichen Wesen wie Tag und Nacht dastehen. Der Homo sinensis gegen den Homo europaeensis. Das diktatorische Prinzip, wie es in China regiert, oder das westliche Bild, das im Individuum und in seiner individuellen Entfaltung große Bedeutung sieht.

Heute sind die Feinde der offenen Gesellschaft eher die, die es nicht mehr möglich machen, dass sich jemand in Freiheit entwickeln kann. Weil es administrativ (in China) oder hedonistisch (in Europa) versagt ist.

Vielleicht entwickelt sich die Menschheit dorthin. Alles was der Staat macht, ist wichtig. Jeder Aufruhr, jede böse Idee, wird im Keim erstickt. Das Individuum muss sich der Gesellschaft unterordnen. Dem Kollektiv.

»Das klingt aber bitte schon recht düster«, sagt die Zukunft.

»Ich weiß«, sagt die Gegenwart, »ich schaue mich nur um in der heutigen Welt. Im Osten ist es die Diktatur, im Westen die Digitalisierung.«

»Jetzt wart einmal«, sagt die Zukunft. »Die Menschen wissen, in welche Richtung sie sich entwickeln.«

»Da bin ich mir nicht so sicher«, sagt die Gegenwart.

»Sei nicht so pessimistisch«, sagt die Zukunft.

»Du hast gut reden. Weißt ja längst, was alles passieren wird.«

»Ja, schon«, sagt die Zukunft, »aber verraten darf ich's dir nicht. Sonst würde das deine Entscheidung beeinflussen.«

»Du bist heute aber wieder so was von kompliziert«, sagt die Gegenwart.

»Ich weiß, aber glaub mir. Morgen schaut die Welt ganz anders aus.«

Die Gegenwart checkt kurz ihre Mails, schickt ein paar WhatsApp-Nachrichten ab, schaut schnell rein bei Facebook, twittert was Lustiges und beschäftigt sich dann mit einer Aufgabe, die die Zukunft geschickt hat. Post für dich. Fast wäre sie im Spam-Ordner gelandet. Ein paar Worte von Konfuzius. Schräg. Die Story geht so. Konfuzius sagt:

»Wenn dich der Fürst von Wei bitten würde, die Regierung zu übernehmen, was würdest zu zuerst beginnen?«

»Zuerst«, antwortete der Meister, »müssen die Begriffe richtig bestimmt werden. Wenn die Begriffe nicht richtig bestimmt sind, stimmen die Aussagen nicht mit den Tatsachen überein; wenn die Aussagen nicht mit den Tatsachen übereinstimmen, sind die Geschäfte schlecht zu führen; wenn die Geschäfte schlecht zu führen sind, gedeiht keine Ordnung und Harmonie; wenn keine Ordnung und Harmonie gedeiht, wird Gerechtigkeit zu Willkür; wenn Gerechtigkeit zu Willkür wird, weiß das Volk nicht, wohin Hand und Fuß setzen.«

Wir reden also vom Homo sinensis, dem chinesischen Menschen. Im Sinne der Art, wie er traditionellerweise Alltag und höhere Lebensaufgaben bewältigt. Konfuzius lebte 551 bis vermutlich 479 v. Chr. und war unter anderem Minister des Staates Lu. Auch 2500 Jahre nach ihm ist die Lehre des Philosophen allgegenwärtig.

Ein Wort ist von zentraler Bedeutung. Es findet sich in allem, was das moderne China ausmacht. Ein Wort von epigenetischer Prägekraft, das die Menschen im Reich der Mitte nicht einfach durch die Jahrtausende begleitet, sondern maßgeblich geleitet hat. Als Stütze in allen Bereichen menschlichen Seins. Und nicht nur die Chinesen. Überhaupt strahlt es bis in die Gegenwart auf den gesamten Fernen Osten aus. Ob Japan, Singapur, Taiwan, Korea oder Vietnam. Dieses eine Wort.

Harmonie.

Wer China und seine Rolle in der Welt des 21. Jahrhunderts begreifen will, wer wissen will, wie Staat und Menschen ticken, in welchem Bezug sie zueinander stehen, wer warum wohin und wie intensiv drängt, muss bei Konfuzius reinschauen. Seine Lehren zumindest im Ansatz verstehen.

Konfuzius ist die latinisierte Form Kǒng Zǐ, was so viel bedeutet wie: Meister Kung. Geboren als Sohn eines Heerführers aus verarmtem Adel, fand er rasch Gefallen an der geistigen Tradition Chinas. Erst war er als Lehrer und Berater tätig, später als Staatsmann, danach tourte er mit seinen Anhängern und Schülern 13 Jahre lang durch die Lande. Zwischendurch war er auch mal längere Zeit im Exil. Ebenso gut hätte Konfuzius der Philosophie des etwas älteren Lao-Tse folgen können, auf den er der Überlieferung nach wenigstens einmal getroffen sein soll. Lao-Tse ist heute als Begründer des Daoismus (auch: Taoismus) bekannt, eine Lehre, die beispielsweise zum Thema Politik auf solchen Gedankensäulen ruht:

> *»Herrscht ein Meister, dann wissen die Leute kaum, dass er da ist. Ein Handlungsträger bewirkt am meisten, wenn er sich unauffällig im Hintergrund hält.«*

Das genaue Gegenteil des exzessiven Führerkults, wie wir ihn aus der jüngeren Geschichte Chinas kennen. Seien es Mao

Zedong, Jiang Zemin oder der *Große Vorsitzende* unserer Tage, Parteiführer Xi Jinping, der erst vor Monaten in der Verfassung festschreiben ließ, auf Lebenszeit regieren zu können. Ein totalitärer Zugriff auf die Macht, den man vor Kurzem noch überwunden glaubte.

Von Lao-Tse ist auch diese Weisheit überliefert:

> *»Das Tao verweilt im Nicht-Tun, doch nichts bleibt ungetan. Das Weiche und Schwache überwindet das Harte und Starke. Waffen sind Werkzeuge der Furcht. Je mehr Gesetze und Einschränkungen, desto ärmer die Menschen. Mache dir niemals die Macht zunutze. Erreiche Größe in den kleinen Dingen des Lebens. Die Welt wird dadurch gelenkt, dass man den Dingen ihren Lauf lässt.«*

Von alledem, scheint's, wurde nicht allzu viel ins Heute herübergerettet. Der Taoismus schaffte es nie zur Weltanschauung.

Konfuzius' Philosophie zeigt, warum China ist, wie es ist. Eine Haltung, die in Frontalopposition zu dem steht, was der Westen kennt und lebt.

Konfuzius 4.0

Interessant ist vor allem, wie sehr man sich Konfuzius zurechtgebogen hat. In der Version 4.0, als Ergebnis zahlreicher Neuinterpretationen, heißt es heute: Der Mensch als Individuum allein ist nichts. Die Gemeinschaft ist alles. Der Wert des Individuums besteht darin, pflichtschuldiger Teil der Gesellschaft zu sein, sich unterzuordnen, zugleich nach moralisch-ethischer Vollkommenheit zu streben. Und das System bloß nicht halblaut, laut und vor allem kritisch zu hinterfragen. Ob das eine offene Gesellschaft möglich macht?

Konfuzius hat das so nie gesagt. Im Gegenteil. Nach fünf Grundpfeilern, den sogenannten Kardinaltugenden, solle der Mensch sein Leben ausrichten:

1. *Menschlichkeit/Nächstenliebe*
2. *Gerechtigkeit/Rechtschaffenheit*
3. *ritueller Anstand/Sittlichkeit*
4. *Aufrichtigkeit/Verlässlichkeit*
5. *Weisheit*

Daraus leiten sich drei soziale Pflichten ab:

1. *Wahrung von Anstand und Sitte*
2. *kindliche Pietät (Folgsamkeit und Respekt gegenüber Eltern und Ahnen)*
3. *Loyalität (Untertanentreue)*

Perfekte Ordnung war gegeben, wenn Menschen alle Tugenden unter einen Hut brachten. Dann erst war wahrhaftige Harmonie möglich. Zu erreichen allein, wenn der Weg der Harmonie vom Kleinsten ins Größte beschritten wurde. Eins nach dem anderen. Das heißt:

1. *Verhalte ich mich korrekt, ist die Familie in Harmonie.*
2. *Sind die Familien in Harmonie, ist es das Dorf, die Stadt.*
3. *Sind die Dörfer, Städte in Harmonie, ist es die Provinz.*

4. *Sind die Provinzen in Harmonie, ist es das Reich.*
5. *Ist das Reich in Harmonie, ist es der Kosmos.*

Klingt ansprechend. Als Konfuzius starb, er war schon zu Lebzeiten Legende, wurden ihm allerhöchste Staatsehren zuteil wie kaum jemanden. Statuen wurden errichtet. Der Kaiser persönlich suchte sein Grabmal auf. Auch erhielt er postum die Kaiserwürde. Und er wurde sogar einer Gottheit gleichgestellt. Die Stunde des Todes als Geburtsstunde eines unauslöschlichen Mythos.

Leistung als Staatsdoktrin

Das war der Startschuss eines Gesellschaftsmodells, das seinesgleichen in Sachen Langlebigkeit und Durchschlagskraft quer durch die Geschichte sucht. Während im alten Europa über die Jahrhunderte eine Strömung die andere ablöste, während beispielsweise die Völkerwanderung keinen Stein auf dem anderen ließ, blieb China auf dem Pfad eiserner Kontinuität. Bewahrung von Altem stand über allem Tun. Die alten Riten. Die alten Lehren. Die alten Ahnen. Und auch die alte Doktrin aus der Konfuzius-Ära mit ihrem ausgeprägten Beamtenwesen, dass neben Harmonie und Bildung nur eines zählt:

Leistung. Leistung. Leistung.

Die wenigen Brüche in der Geschichte, die es natürlich auch gab – sei es die legendäre Verfolgung der *Rujia* (so heißen die Denker in der Konfuzius-Tradition) durch Kaiser

Qin Shihuang, sei es die Verteufelung durch Mao Zedong während der ersten vierzig Jahre der Volksrepublik – all das parierte das Reich der Mitte wie ein Meister des Kampfsports die blindwütigen Schläge eines blutigen Amateurboxers. Diese erstaunliche Kontinuität fand in der Kulturgeschichte ihren Niederschlag, etwa in der Malerei. Das Abendland erfand sich immer neu, von der Renaissance einmal abgesehen, China aber setzte auch beim Pinselstrich auf den ehernen Respekt vor der Tradition. Ebenso in der Literatur und anderen künstlerischen Bereichen.

Womit wir mitten im China von heute stehen.

Heute ist der Neo-Konfuzianismus unantastbare Staatsdoktrin. Gegossen in chinesischen Stahlbeton. Der jahrhundertelange Aufbau von Feindbildern hat das ermöglicht. Das strikte Abschotten gegen das Gift des Westens, die rigorose Abwehr fremder Weltanschauungen und zugleich das von oberster Stelle befohlene Streben nach Harmonie im eigenen Hühnerstall. Oder eben das Abwenden des Gegenteils.

Allerdings: Wenn Repräsentanten europäischer Regierungen – ausgestattet mit wenig Gaben der Geschichtsgöttinnen – China einen Besuch abstatten und dort dann von Menschenrechten zu faseln beginnen, geschieht das im Leugnen der eigenen Geschichte. So gut gemeint und auch richtig es wäre, erweisen sich die Staatsvertreter als historische Nihilisten, die nicht wissen oder vergessen haben, wie die Europäer über Jahrhunderte die Menschenrechte und die Harmonie in China mit Füßen getreten haben; man denke nur an die Opiumkriege.

Das Verhindern von Disharmonie. Dafür ist aber jedes Mittel recht. Insbesondere vonseiten des Staates. Hierarchie ist nach wie vor das Gebot der Stunde. Seit zweieinhalbtausend Jahren die immer gleichen schiefen Ebenen, auf denen die Menschen durchs Leben rutschen. Der jüngere Bruder unter dem älteren. Der Sohn unter dem Vater. Die Ehefrau unter dem Ehemann. Die Mutter unter dem erwachsenen Sohn, sofern sie Witwe ist. Der Untertan unter dem Herrscher. Der Einzelne unter dem Kollektiv. Das ganze Volk unter dem Staat. Ohne Wenn und Aber. Auf Augenhöhe allein sind die Beziehungen unter Freunden.

Natürlich macht eine globale Welt vor den Toren Chinas nicht einfach so halt. Kapitalismus und Internet haben ihre Wurzeln geschlagen, jedoch nicht die Denke untergraben. Nur Auswirkungen gezeigt. Die Menschen sind zu Millionen in die Städte abgewandert. Die sozialen Netze zerreißen wie zuvor im Westen auch in China mehr und mehr. Familien haben begonnen, auseinanderzubrechen. Die Angst vor Alterseinsamkeit ist in China Alltag. Obendrein hatte Ende der 1990er und in den frühen 2000er-Jahren ein Sittenverfall eingesetzt, sodass Wolfgang Kubin, Essayist, Sinologe und ausgewiesener China-Kenner, dem Land noch vor viereinhalb Jahren in einem Interview für den Deutschlandfunk äußerst schlechte Verhaltens- oder Haltungsnoten ausstellte.

Vielleicht deshalb, weil das schlechte Beispiel Europas vom Opiumkrieg noch in den epigenetischen Knochen saß. Oder weil sie kurz Beispiel nehmen wollten an einem Europa, in dem keine Balance existiert. Oder vielleicht ist der heutige Chinese der vom Westen auf Abwege gebrachte Konfuzianist: wie Tai Chi und Qigong mit zu viel Sake intus.

»Es hält sich in China niemand an Gesetze ... sodass es für jeden normal ist, keine Steuern zu zahlen, die Steuern zu hinterziehen. Es ist für jeden im Straßenverkehr normal ... auf der völlig falschen Seite zu fahren und alle zu gefährden. Da schreitet auch niemand ein. Es ist gang und gäbe, sich nicht an Verkehrsampeln zu halten. Jeder geht bei Rot drüber. So kann aber ein Gemeinschaftswesen auf Dauer nicht funktionieren.«

Das hat sich der allmächtige Staatsapparat auch gedacht. Denn mit der zeitweiligen Anarchie im Alltag, diesem entarteten, aus dem Westen importierten Zeitgeist-Phänomen, ist längst Schluss. Disziplin steht wieder an vorderster Stelle. Verpackt in Zuckerlpapier: die gute alte Harmonie des Konfuzius. Die moralische Gesellschaftsstütze über die Jahrtausende, die kurzzeitig verloren schien. Sie ist wieder voll da, wenngleich in einer umgedeuteten Version, die dem alten Meister so sicher nicht behagt hätte.

Die totale Harmonie

In Europa gäbe es diese Harmonie bestenfalls auf Rezept. Als Psychopharmakon. In China müssen die Menschen dafür weder zum Arzt pilgern noch zum Apotheker. Dort gibt es die totale Harmonie per Dekret. Einklang per Gesetz.

Genau das ist das vom Staat ausgerufene Ziel. Die harmonische, alles duldende Gesellschaft als perfektes Modell. Auch wenn die meisten Chinesen heute gar nicht mehr wissen, dass Konfuzius einst von Harmonie immer in Verbindung mit den alten Riten gesprochen hatte. Trotzdem hält die Harmonie heute als oberstes Prinzip her. Mit dem von Amts wegen erklärten Ziel, am Ende auf ein Volk hinabzublicken, das kuscht und gehorcht.

Vor etwas mehr als zehn Jahren vom einstigen Parteichef Hu Jintao auf dem 17. Parteitag der Kommunistischen Partei noch als hehres, fernes Wunschziel ausgegeben, läuft genau diese Harmonie-Maschinerie längst auf Hochtouren. Dafür wurde unter anderem die Rolle der immer schon wichtigen Familie im China des 21. Jahrhunderts erweitert.

Heute ist der Staat Familie. Er ist, ganz in Analogie zu Konfuzius, oberstes Organ. Familienoberhaupt. Der Übervater. Und der Parteichef, der *Große Vorsitzende*, der Überübervater. Niemand sonst ist dieser Rolle würdig. Er wurde, auch das ganz Konfuzius, kraft seiner herausragenden Vorbildfunktion dazu bestimmt. Weil er ohne Fehl und Tadel ist. Die oberste moralische Instanz.

Zum Dank verpflichtet sich das Oberhaupt, für Speis und Trank und Bildung zu sorgen. Ein friedliches Umfeld zu schaffen. Frau und Kinder zu ernähren. Die Familie zufriedenzustellen. Das Volk ruhig zu halten. Bei den alten Römern hieß das panem et circenses, Brot und Spiele.

Der enorme Wirtschaftsboom, der in China seit Jahrzehnten anhält, und die nach wie vor hohen Zuwachsraten, so sehr die Zahlen auch frisiert sein mögen, spielen dem Übervater fein in die Hände. Nach Jahrzehnten großer Not mit Zigtausenden Toten steht China an der Schwelle zur Wirtschaftsmacht Nummer 1. So groß das soziale Gefälle zwischen Stadt und Land immer noch sein mag, hungern muss in China heute niemand mehr. Der Hunger, den das Land neuerdings kennt, ist der nach mehr.

Aufschwung und wachsender Wohlstand allein reichen nicht, das Volk niederzuhalten. Sie sind der Anfang. Und so hat der neue Boom zur Harmonie viele Väter und Gesichter. Er beruht auf zwei Säulen: der neuen Allmacht des Präsidenten und der Kontrolle des Milliardenvolkes mit den Mitteln des 21. Jahrhunderts – Überwachung total. Beides dient dazu, den Ein-Parteien-Staat zu erhalten und obendrein brave Untertanen zu modellieren.

Das Plastilin für diese Figuren liefern die Internetriesen Chinas. Lange Jahre galt die Internet-Technologie als erklärter Todfeind des Regimes, weshalb die Chinesen zum uns vertrauten World Wide Web weiterhin gar keinen oder nur sehr eingeschränkten Zugang haben. Dafür gibt es Alibaba, Tencent und Baidu, die neuen Verbündeten der Regierung. Sie garantieren, dass Big Data und Big Brother in Personalunion auftreten. Sie liefern die Software zur Totalüberwachung durch den Staat.

Als China anfing, rigoros den Internetzugang für seine Bewohner einzuschränken, sah US-Präsident Bill Clinton das als schlechten Scherz an. Er meinte: »Good luck! Ebenso könnt ihr versuchen, Wackelpudding an die Wand zu nageln.«

Clinton hat sich geirrt.

Geklappt hat das Abschnüren vom Weltnetz über weite Strecke dennoch. Und so nutzen jetzt schon – als Ersatz – mehr als 730 Millionen Chinesen WeChat. Eine rein inner-chinesische Allzweckplattform. Telefonieren, chatten, einkaufen, eine Reservierung im Stammlokal, das Bestellen von Taxis oder das Buchen einer Reise … alles läuft über WeChat. Und vieles mehr. Ein riesenhafter Online-Datenpool. Zentraler ließen sich die gesamten Daten eines einzelnen Menschen kaum noch erfassen. Zumal man sich mit Echtnamen und Bankdaten registrieren muss.

Die epigenetische Prägung der Menschen durch die Jahrtausende kommt hübsch zum Vorschein. Das bedingungslose Anerkennen von Hierarchien, das Wegducken vor staatlicher Allmacht. Das Streben nach Harmonie. Und eben Leistung als Maß aller Dinge.

Für den Masterplan dahinter hat Sebastian Heilmann, Direktor des China-Institutes Merics in Berlin, in Anspielung auf George Orwells Klassiker 1984 diese Worte gefunden: »Es ist zweifellos das ehrgeizigste Orwellsche Vorhaben der Menschheitsgeschichte.« Ein digitaler Leninismus, der Staatschef Xi Jinping den Spitznamen Xi Dada eingetragen hat: Onkel Xi. Herr über die künstliche Intelligenz als perfektes Steuerungs- und Herrschaftsinstrument.

Die KI ist Onkel Xi.

Bonus/Malus-System für Menschen

Das funktioniert, indem man die teils niederen menschlichen Instinkte anspricht. Angst. Das Verlangen, besser als andere zu sein. Besser gestellt. Einen noch so kleinen Vorteil im gnadenlosen Wettkampf herauszuschinden als einer unter sehr, sehr vielen. Das Verlangen nach Schutz. Nach Eintracht und Harmonie. All das bedient Chinas Bonitätssystem für brave Bürger. Eine Bewertungsskala.

Wie bei der Autoversicherung. Bonus/Malus, nur um vieles perfider, weil es auf die soziale Kompetenz der Menschen abzielt. Auf ihre Bereitschaft, sich ein- und unterzuordnen und ein wertvolles Mitglied der Gesellschaft zu sein, sie zu fördern. Der Wille, die Gemeinschaft über alles und sich selbst bedingungslos unter die Gemeinschaft zu stellen.

5 Punkte gibt es, wer 1000 Yuan für den guten Zweck spendet. Eine Auszeichnung durch die Heimatstadt bringt schon 30 Gutpunkte. Oder auch Boni aus Schule und Arbeit: bester Schüler des Monats, beste Schülerin des Jahres. Bester Mitarbeiter. Punkte gibt es auch für den, der nachweislich seinen Eltern hilft. Benotet wird das von Nachbarn. Etwa mit Aushängen auf der Gemeindewand, auf denen zu lesen steht: »Frau Wang Li besucht immer Mutter und Vater. Herr Wang Li macht, was das Dorfkomitee sagt.«

Lobend erwähnt wird, wer seine Rechnungen pünktlich bezahlt. Wer Verträge auf Punkt und Beistrich einhält. Wer Versprechen nicht bricht. Und so weiter. »Es ermutigt, Gutes zu tun«, stand in einem Zeitungsbericht. Fast könnte man das für bare Münze nehmen und jubelnd aufschreien vor Begeisterung. Die Absichten dahinter sind weniger hehr.

Natürlich gibt es kritische Gegenstimmen. Doch mehrheitlich gefällt's. Oft genug fällt der Satz: »Ich fühle mich jetzt besser.« Oder: »Unser Dorf war nie schlecht. Aber jetzt ist es richtig gut. Das macht das neue System.« Und so sind in China heute Aussagen zu hören wie: »Natürlich vertraue ich dem Staat. Wem sollte ich noch vertrauen können, wenn ich dem Staat nicht mehr vertrauen kann?«

Wer 1000 Punkte hat, ist schon ziemlich weit vorne dabei. Ab 1.300 Punkten herrschen Harmonie und Glückseligkeit. 1.300 Punkte verheißen, was wir als Adelstitel der Ratingagenturen kennen: Triple A.

AAA. Die oberste Liga bürgerlicher Folgsamkeit. AAA bedeutet: keine Kaution hinterlegen müssen fürs Fahrradausleihen. Ebenso wenig in der Bibliothek. Oder es gibt einen kleinen Rabatt auf die Stromrechnung. AAA bedeutet auch, dass die Genehmigung des Kredits für die neue Wohnung zum Formalakt wird. Kein Problem. Gute Menschen haben's leichter. Triple A ist auch für den Auserwählten der Tochter wünschenswert. *Schwiegersohn-TÜV* stand in dem Zusammenhang zu lesen.

In die Gegenrichtung funktioniert das System selbstverständlich genauso. Bonus/Malus eben. Schlechte soziale Noten zeitigen demzufolge schlechte soziale Aussichten. Dein Kind will auf diese Schule? Du hast Status CC. Sieht nicht gut aus.

Von Status D ganz zu schweigen. Ab in den Keller. Ins soziale Verlies. D ist die unterste Kategorie. Dorthin stürzt beispielsweise, wer betrunken Auto fährt. Selbst wenn er zuvor AAA hatte. Oder wer sich in politisch unerwünschter Weise bemerkbar macht. Oder wer auf *WeChat* einen Chat öffnet und nicht strikt darauf achtet, dass die Teilnehmer sich wie brave Bürger verhalten. Ein Leben in D ist kaum noch eines. Flugticket buchen? Leider nein. Neue Wohnung? Leider nein. Studienplatz für die Tochter? Sicher nicht.

An den Bürger ausgehändigt wird der eigene Status als Computerauszug. Ein Sozialregister, das den staatlich festgestellten Grad der Vertrauenswürdigkeit festhält. Bei uns gibt es das nur als polizeiliches Führungszeugnis. Vorstrafe ja. Vorstrafe nein.

»Ich habe immer geglaubt, man soll die Menschen nicht in eine Schublade stecken. So was umzusetzen, wird sicher lange dauern«, sagt die Gegenwart.

»Darauf würde ich mich an deiner Stelle nicht verlassen«, sagt die Zukunft.

Bis 2020 soll das jetzt schon sehr breit angelegte Pilotprojekt landesweit gelten. Für das ganze Riesenreich China. Per Gesetz. Damit eng verknüpft ist ein zusätzlicher Hightech-Arm von Big Brother: die Gesichtserkennung. Das nächste, überaus schlagkräftige Instrument der totalen Kontrolle.

Rund zwanzig Millionen Kameras sind heute allein auf den öffentlichen Plätzen Chinas installiert. Die übrigen hinzugerechnet, etwa in Banken, Geschäften und Lokalen, kommen wir auf 175 Millionen. Weltrekord, Tendenz: stark steigend. Überall Augen.

Auch entwickelt das Ministerium für Staatssicherheit fieberhaft ein landesweites System, das jeden Chinesen per Gesichtsscan eindeutig zu identifizieren vermag.

Auf Flughäfen und Universitäten ist diese Technologie bereits Standard. Ebenso in vielen Gaststätten. Die Argumentation ist: alles im Kampf gegen die Kriminalität (oder in der Europa-Version: im Kampf gegen den Terror). Auch dieses Argument ist vertraut. Wer sich nichts zu Schulden kommen lässt, hat keinen Grund zur Sorge. Wer gegen Überwachung ist, ist automatisch verdächtig. Wer das Falsche über die Partei sagt, ist fällig.

Und mit bei Rot munter über die Straße hüpfen, wie vor ein paar Jahren noch, ist dann definitiv Schluss. Weil zwei Straßen weiter bereits die Projektion an die nächste Hausmauer wartet. Mit Foto, Name und Delikt.

Das sehen nicht alle so düster. Guo Tao etwa, Unterstützter des Projekts, wird in einem Zeitungsbericht zitiert: »Das System erhöht den Preis für unrechtmäßiges Verhalten. Wer einmal seinen Kredit verspielt hat, wird es schwer haben, in der Gesellschaft Fuß zu fassen ... Alle Worte und Taten, die gut für Land und Volk sind, gelten als gutes politisches Verhalten.«

Und weiter: »Ich würde dazu raten, dass einfache Leute es vermeiden, zu viel über Politik zu diskutieren.«

Der Mensch verinnerlicht das System zur eigenen Überwachung, trägt es tagein tagaus mit sich herum wie die DNA ihre kleinen Rucksäcke zur Methylierung des Erbguts. Diese neue Gesellschaft des 21. Jahrhunderts kontrolliert sich von innen heraus, indem sie massiven sozialen Druck ausübt. Und macht in Zukunft Gesetze vielleicht sogar überflüssig. Weil die Hemmsysteme in den Menschen selber liegen werden. Der Chinese von morgen, ein Fakir, der den äußeren Zwang durch den inneren überholt hat.

Weil es genügt, auf der Tafel der Braven im Dorf explizit nicht erwähnt zu sein: Ah, Bing ist nicht dabei. Er ist kein guter Mensch. Vergessen wir ihn.

Wohin gehen wir also? Ist China eine Destination? Oder Europa? Bringt uns der europäische Impuls am Ende weiter? Das freundliche Ich statt dem harmoniediktierten Wir?

Die Macht des Einzelnen

Auf der anderen Seite der sozialen Bandbreite steht der Homo europaeensis. Epigenetisch geprägt vom Glauben, dass der Schöpfer jeden einzelnen individuell erschuf, sowie von einer wechselhaften Geschichte durch zwei Jahrtausende und epigenetisch aufbauend auf einen historischen Vorlauf, der nochmals tausend Jahre gedauert hatte. Der Homo europaeensis ist der westliche Mensch, der nicht das Kollektiv idealisiert, sondern das Individuum schätzt. Überspitzt gesagt, zählt der einzelne Gedanke, nicht die Schwarmintelligenz.

Wahrscheinlich gibt es von der Reflexionskraft über Gott und die Welt keinen anderen Teil der Erde, der so viel – aufbauend auf die große abrahamitische Tradition – über sich und das Leben nachgedacht hat. Von einem europäischen Erbe zu sprechen, ist kein Chauvinismus. Aber wird er vielleicht dort enden, wo Faust II es voraussagte: Im Prinzip gratis und dieses sofort?

Oder Kant: »Der kategorische Imperativ ist also nur ein einziger, und zwar dieser: handle nur nach derjenigen Maxime, durch die du zugleich wollen kannst, daß sie ein allgemeines Gesetz werde.«

Kant stellte die Moral des einzelnen Menschen in den Mittelpunkt. Was zählt, ist der gute Wille, eine moralisch richtige Handlung zu setzen. Heute würden wir sagen: Der Wille zählt fürs Werk. Was am Ende herauskommt, ist zweitrangig. Kants kategorischer Imperativ ist ein Stein aus einer Reihe von vielen, mit denen Europa sein Denkgebäude über die Jahrtausende hochzog.

Der Marsch zu den Quellflüssen dieser Philosophie führt ein Stück weit in die Vergangenheit. Zurück zu den alten Griechen. Zurück auch zu Judentum, Christentum und Islam, den drei abrahamitischen Weltreligionen.

Die Genesis umreißt die Existenz so: Jeder Mensch ist das Werk seines Schöpfers. Jeder Mensch hat einen individuellen Odem. Jeder Mensch wird für sein Tun oder Nichttun persönlich zur Verantwortung gezogen.

Anders als im Konfuzianismus ist die Individualität des Menschen, sein Wert als Einzelwesen, seine Eigenständigkeit und Eigenverantwortlichkeit, schon in den frühesten Anfängen unseres Kulturkreises festgelegt. Das Judentum hat den Gedanken weitergeführt, das Christentum ihn entsprechend ausgebaut.

Einen starken Input in Richtung Individualität setzten die römische und griechische Antike. Sei es im Totenkult, wo schon früh, anders als in China, persönliche Darstellungen Verstorbener zu finden waren. Bald fingen die Griechen an, Menschen individuell und splitternackt als Skulpturen darzustellen. Zu Beginn war diese Kunst stark idealisiert. Männliche Dreiecks-Oberkörper, die wie auf den Kopf gestellte Pyramiden von breiten Schultern auf schmale Hüften zuliefen, dazu Oberschenkel mit definierten Muskeln, dass heute jeder Bodybuilder einen Stress kriegt. Später folgten erste Großplastiken nackter Frauen, obwohl die Darstellung entblößter Brüste vorerst auf Gottheiten beschränkt war. Später kamen die großen Darstellungen von Menschen wie Sie und ich.

Von Bedeutung war der Eigenwert des Einzelnen. Die Anerkennung einer ethisch wertvollen Identität. Und nicht die Zugehörigkeit zu einer blinden Masse. Denken wir nur an die Zigtausenden namenlosen Soldaten der 1974 in der Provinz Shaanxi von einem Bauern entdeckten Terrakotta-Armee als Grabbeigabe für Chinas ersten Kaiser, heute UNESCO-Welterbe.

Die Römer schufen den Begriff des Naturrechts. Dass »die Normen des menschlichen Zusammenlebens durch die Natur des Menschen begründet werden können und müssen«. Es ist die Verfassung der Natur, die durch keine Partei ausgehoben werden kann. Das umfasst sowohl unstrittige Rechtsgrundlagen, also Prämissen in der Tradition antiker Philosophen wie Heraklit, den Sophisten, Aristoteles und Platon, die aus einer Idee einer objektiven oder absoluten Wahrheit herstammen, als auch die Vorstellung, jeder Mensch sei »von Natur aus«, also nicht durch Konvention, mit unveräußerlichen Rechten ausgestattet – unabhängig von Geschlecht, Alter, Ort, Staatszugehörigkeit oder der Zeit und der Staatsform, in der er lebt. Insoweit ist die Naturrechtsidee eng verbunden mit der Idee der Menschenrechte. Die Naturrechte werden demnach als vor- und überstaatliche, ewige Rechte angesehen.

Nachdem das Christentum das römische Recht als ihr Recht adaptiert hatte, wurde es nach den Wirren der Völkerwanderung zum eigentlichen Geburtshelfer des Individualismus. Jeder Mensch hat als Individuum seinen nicht absprechbaren Wert. So war es Quelle der Aufklärung und des absoluten Individualismus. Genau das, was Europa auszeichnet.

Umso bedauerlicher, dass es den Attentätern unter den Geschichtsnihilisten gelang, das Christentum aus der

EU-Verfassung fernzuhalten. Auch hier waren wieder Konzeptionisten am Werk, die entweder die Götting-Geschichte nie in ihrem Schulunterricht persönlich kennengelernt oder sie – epigenetisch gegen das Christentum geprägt – in ihren persönlichen Fluss Lethe geworfen hatten.

Lethe ist der Fluss des Vergessens.

Als Individuum stand der europäische Mensch von Anbeginn in einem anderen Dialog als der chinesische. Vor allem was die moralischen Kategorien Richtig und Falsch angeht. Schon von Sokrates wurde, wie wir gehört haben, die Vorstellung des persönlichen Daimonion eines jeden Menschen entwickelt. Sein Schüler Platon hat der Welt davon berichtet. Das Daimonion, der gutmeinende Dämon, mit dem der Mensch ständig Zwiesprache darüber hält, was gut und was böse ist. Was er als Einzelner zu tun hat und was zu unterlassen.

Wenn wir so wollen: das Daimonion als Moralapostel auf der Schulter.

Der Einflüsterer eines tiefgreifenden, inneren Empfindens, das Sokrates sogar für noch mächtiger hielt als den Verstand. Wir nennen es Bauchgefühl. Oder Gewissen. Als Alternative zur Überwachung. Dieses Gewissen sollte dem Christentum helfen, die Gesellschaft besser zu machen.

Die Renaissance erneuerte dann den Kult der Antike. Zur Zeit der Aufklärung, als streng wissenschaftliches Denken sich zu etablieren begann, gewann die Stellung des Einzelnen weiter an Bedeutung. Teil einer Gemeinschaft? Ja. Aber der Mensch darf sich ebenso im Sinne von Freiheit und Gleichheit erheben und Dinge tun, die mehr ihm allein als der Gemeinschaft nützen. Notfalls gegen das Interesse einer Mehrheit.

Und dann kam, besonders prägend, nämlich epigenetisch prägend: der deutsche Idealismus.

Eine Strömung, die nach und nach aus den Schulbüchern verschwindet.

Rufen wir uns Platon und sein Höhlengleichnis in Erinnerung. Wir haben an Bord der Arche Noah II davon gehört: Gefesselte Menschen, die nur auf die eine Höhlenwand vor sich schauen können und alles, was der Schein eines Lagerfeuers an Schatten an die Wand wirft, für real halten. Obwohl es nur Projektionen sind. Mit diesem Spiel von Idee und Wirklichkeit hat Platon die Strömung des Idealismus losgetreten.

Deutscher Idealismus heißt: Es herrscht die Vormacht des Geistes. Realität oder das, was wir dafür halten, ist zweitrangig. Das Bewusstsein eines Menschen ist der Materie immer vorzuziehen. Der sichtbare, berechenbare Raum ist nur ein kleiner Auszug der Partitur, in der das Lied von der Wirklichkeit geschrieben steht.

Die Sinfonie des Lebens.

Die ideale Idee

Dazu ein Beispiel: Denken Sie an den schönsten Strauß Rosen, der Ihnen je untergekommen ist, den sie je bekommen oder verschenkt haben. Wundervoll prächtige, langstielige Rosen mit handtellergroßen, fleischig-festen Köpfen und einem Duft, der Sie heute noch, in der fernen Erinnerung, betört.

Abgesehen davon, dass weder die Atome noch Elementarteilchen dieser Rosen einfach so vergehen können wie auch nicht ihr Energieumsatz, weil alles in anderer Form weiterexistiert, können wir sagen: Diese Rosen – so, wie wir sie erlebt haben, wie wir uns an sie erinnern – sind vergänglich. Sie sind gewachsen und erstrahlt, wurden verschenkt und in eine Vase gestellt, langsam verblühen sie, verwelken und werden irgendwann auch zerfallen. Der Schönheit dieser Rosen ist es nicht anders ergangen. Sie ist mit ihnen gekommen und gegangen. Auch die Schönheit der Rosen ist vergänglich.

Nicht aber die Idee der Schönheit dieser Rosen. Sie war vor den Rosen da, hat mit ihnen bestanden und wird auch nach ihnen bestehen. Die Wirklichkeit dieser Rosen besteht in ihrer Idee. Somit ist die Schönheit der Rosen, wie wir sie erlebt haben, nur der Abklatsch ihrer Idee. Vollkommen ist nur die Idee der Schönheit.

Ähnlich verhält es sich mit unserem Leben. Es war vor uns da, ist mit uns da, wird nach uns da sein. Vollkommen ist nur seine Idee, nicht das Leben selbst, das wir erleben.

Das ist das Konzept des Idealismus.

Aufbauend auf der bloßen Vorstellung von den Dingen. Die Dinge selbst existieren nicht wirklich. Sie haben keine Realität, sind flüchtige Schatten, Projektionen von dem, was tatsächlich ewig besteht. Nämlich: die Idee der Schönheit von langstieligen Rosen. Die Idee von Leben.

Wir haben Augen, Ohren, Neuronen. Sie bewerkstelligen so allerlei. Aber sie sind in ihrer Leistungsfähigkeit eingeschränkt. Nicht-Wissen ist daher kein Einwand gegen das, was ist. Weil es ja trotzdem sein kann.

Das haben Kant & Konsorten, die deutschen Denker jener Tage, zur Zeit rund um die Französische Revolution Ende der

1780er-Jahre, ziemlich sexy gemacht. Noch dazu, wenn man bedenkt, was in anderen Teilen Europas abging.

Da waren die Engländer mit ihrem Empirismus, der sagte: Es existiert nur, was unter strengsten wissenschaftlichen Gesichtspunkten bewiesen werden kann. *Proof it or forget it.*

Und da waren die Verfechter des Materialismus. Nicht in dem Sinn, wie er heute die Welt beherrscht, sondern im philosophischen. Dass es nichts als Materie gibt. Alles, was uns, das Leben, das Universum ausmacht, ist pure Materie. Gedanken? Ein Spiel der Materie. Auch Bewusstsein und Seele seien mit nackten bio-chemischen Prozessen zu beschreiben. Von da ist es zu Teilen der heutigen Naturwissenschaft nicht weit.

Der Unterschied zu den Empiristen ist vor allem, dass sie auch noch auf die rein sensorische Wahrnehmung setzten. Nur was sinnlich erfassbar ist, nur was auf Erfahrung zurückgeht, ist von dieser Welt. Das Konzept der Materialisten ist da schon allgemeiner. Kopflastiger.

Hier kommt wieder Kant ins Spiel. Und mit ihm Hegel. Nur dass Hegel, wie schon erwähnt, den Fehler beging, den damals vorherrschenden preußischen Verwaltungsstaat von Friedrich II. als Maß der Dinge anzusehen. Als Idealstaat schlechthin. Trotzdem: Der Idealismus trug nicht nur eine sehr sympathische Antithese zu Empiristen und Materialisten zu den Menschen, er diente als geistiger Rettungsanker gegen die Schrecken, die sich gerade in Frankreich abspielten. Und das ist das wirklich große Verdienst des deutschen Idealismus.

Kant wird heute noch sowohl als Wegbereiter des späteren Humanismus genannt wie auch als einer der philosophischen Steigbügelhalter der Französischen Revolution. Seine prinzipielle Sympathie für die Ideen der Revolution – Ende des feudalen, absolutistischen Ständestaates, dazu das berühmte, im Volksmund verkürzte Motto: Freiheit, Gleichheit, Brüderlichkeit – ist vielfach belegt. Durch Briefe. Durch Reden, die er hielt. Durch Einladungen in Runden erklärter Befürworter, die er annahm.

Mit den blutrünstigen Auswüchsen der Revolution, mit ihrem oft nur blindwütigen Dahinmorden hatte er aber keine Freude. Es stieß ihn ab, als nicht nur Ludwig XVI. & Marie-Antoinette, König & Königin von Frankreich, oder der Anwalt und Revoluzzer Maximilien de Robespierre hingerichtet wurden, sondern mit und nach ihnen auch das einfache Volk. Abertausende wanderten ab 1792 unter die neu eingeführte Guillotine. Die überlieferten Todeslisten sprechen von bedeutend mehr als 20.000 Köpfen, die wegrollten.

Frankreich stand im Umgang mit zu laut Andersdenkenden für eine rigorose Haltung: Rübe ab. Als Signal, das besagt: Aufsässige werden reihenweise enthauptet, nur so erzieht und verändert man den Rest der Gesellschaft. Das Frankreich der Französischen Revolution war das China Europas.

Der deutsche Idealismus dagegen, erweitert durch Kants *Kritik der reinen Vernunft*, förderte gegensätzliches Gedankengut: Wir brauchen die Guillotine nicht. Wir brauchen keinen Überwachungsstaat. Willensfreiheit und Handlungsfreiheit heißt die Maxime, mit der wir Weltbürger schaffen, die ganz von selbst auf das Gute in sich achten. *Heilige im Gehrock*. Heilig auch in dem Sinne, dass die Menschen ein Leben führen sollen, das der Güte eines Weltenbaumeisters gerecht wird. Jeder zeigt sich verantwortlich demgegenüber, was er tut oder nicht tut. Mit anderen Worten: Jeder trägt einen kategorischen Imperativ in sich.

Das Grundprinzip ist klar: Immer nur so handeln, dass es jederzeit als allgemeines Gesetz durchgeht. Kategorisch sollen Kants Grundsätze auch sein. Sprich ohne jede Einschränkung.

Ein Beispiel. *Ich soll nicht lügen*. Eine gültige Maxime. Wer kann schon wollen, dass an allen Ecken und Enden gelogen wird? Das Gleiche gilt für Abwandlungen des fünften oder siebten Gebotes: Ich soll nicht töten. Ich soll nicht stehlen. Und so weiter.

Das Motiv einer Handlung, so Kant, muss immer Pflicht und guter Wille heißen. Ohne persönliche Vorteile daraus zu ziehen. Ohne eigenen Neigungen nachzugeben. Würde jemand einem Bedürftigen Geld zustecken, um ein bisschen der Freundin zu imponieren, wäre das in seinen Augen eine moralisch wertlose Handlung. Egal wie schlecht es dem Bettler geht. Selbst die Hoffnung, bloß sich selbst nachher besser zu fühlen, verdirbt die Handlung.

Zurück zum Idealismus. Zurück zu den Heiligen im Gehrock. Lange Zeit hielt sich das Konzept des Idealismus in der deutschen (und später auch in Teilen der resteuropäischen) Geistesgeschichte. Diese Strömung war das mit Abstand Beste, was deutsche Denker hervorgebracht haben. Eine einzigartige, unnachahmliche Blütezeit, auf eine Stufe zu stellen mit der großen Denktradition in der griechischen Antike.

Kant versuchte, Privatinteressen und Gemeinwohl zu versöhnen, eben durch: Handle so, dass dein Handeln Maxime eines allgemeinen Gesetzes werden könnte.

Marx sagte dann nach ihm, eigentlich noch in seiner Tradition stehend: Es ist die Pflicht jedes Menschen, Verhältnisse abzuschaffen, die den Menschen zu einem elenden Wesen machen.

Und Hans Jonas schlug vor: Handle so, dass die Folgen deines Handelns mit dem Fortbestand der Erde vereinbar wären – sozusagen ein ökologischer Imperativ: Handle so, dass eine Kommunität entsteht, ein globales Solidarsystem.

Fragen Sie heute ein paar Schülerinnen oder Studenten. Goethe kennen sie vielleicht noch vom Namen her aus dem Klamauk-Film mit absichtlicher Falschschreibung *Fack ju Göhte*. Lesen? Geh bitte. Rechtschreibung? Schleich di, Alter. Faust? Wer ist Faust? Ein deutscher Boxkämpfer? Faust gegen Klitschko?

Es gab eine Zeit, da hat dieser Faust den Ruf gehabt, die bedeutendste Schöpfung der deutschsprachigen Literatur zu sein. Niemand muss ihn auswendig kennen oder jedes Wort von vorne bis hinten gelesen haben. Aber gehört sollte man schon haben von diesem Faust. Weil Goethe visionäre Kraft und politische Weitsicht hatte. Weil er damals schon, im Faust II, ein Konzept von Wirtschaft und Konsumfreude angesprochen hat. Ein System, das sich heute zu einer flächendeckenden Bedrohung mit vier Buchstaben ausgeweitet hat: Gier.

Als die industrielle Revolution um 1800 von den Britischen Inseln aufs Festland überschwappte, war Europa ein schwächelnder Kontinent. Bauern und Arbeiter standen unter der Knute mächtiger Lehnsherren. Die Kirche gab sich als unnahbar mächtiger Körper. Wer Land hatte, um es zu bestellen, hatte zwar weitgehend das Besitzrecht darauf, musste aber seiner Herrschaft Frondienst leisten. Erst die preußische Bauernbefreiung von 1807 brach mit diesen Zuständen.

Die Wirtschaft lag darnieder, das einfache Volk am Boden. Schlechte Infrastruktur, kaum Handelswege. Die Ernten fielen miserabel aus, die Hungersnöte dramatisch. Der Wunsch der Menschen nach einem endlich besseren Leben, nach etwas Behaglichkeit, nach einem noch so kleinen Stück ganz persönlichen Glücks war groß und verständlich.

Technische Errungenschaften wie die Erfindung von Webstühlen und dampfbetriebenen Spinnmaschinen, ein System der Erzverhüttung mit Kokshochöfen, die Eisenbahn und anderes mehr trieben das Fabriksystem Englands voran. Europa nahm Maß an den Inseln. Man kam, sah und kopierte. Industriespionage in Reinkultur. Und Europa fuhr erste, bescheidene Erfolge ein. Goethe war ein Kind dieser Zeit des Wandels.

Möglicherweise war die Kirchenspaltung Heinrich VIII Voraussetzung, um das katholische Wucherverbot zu umgehen und die Bank of England später gründen zu lassen. Wie die Calvinisten in den USA dieses Zins-Wucherverbot ebenfalls nicht erkannten und die Wall Street erbauten. Kredite konnten gegeben werden. Die Wirtschaft begann dort zu blühen. Im Unterschied zu den katholischen und auch islamischen Ländern, die wirtschaftlich deshalb abfielen.

In Faust II griff Goethe unter anderem eine alte Volkserzählung auf. *Fortunatus.* Neben *Til Eulenspiegel* und *Reineke*

Fuchs das bedeutendste Volksbuch der frühen Neuzeit, alle drei an der Wende zum 16. Jahrhundert erschienen. Die Essenz des ersten Teils der Fortunatus-Erzählung: Die Glücksgöttin Fortuna schenkt dem Helden ein Säckel mit magischen Kräften. Bei jedem Griff hinein erneuert sich das entnommene Geld von selbst. Wer würde das ablehnen? Das angenehme Gefühl, Geld zu haben, ohne einen Finger krümmen zu müssen, macht sich rasch breit. Geld? Immer verfügbar. Herrlich! Erinnert das nicht an heute?

Die Geschichte mit unbekanntem Verfasser hat einen zweiten Teil: Fortunatus und seine Familie übertreiben das Ausleben ihrer Phantasien von Macht und Reichtum und Anspruch maßlos und erleben einen beispiellosen Absturz. Die komplette Auslöschung der Sippschaft.

Bei Goethe tritt das Fortunatus-Motiv auf diese Weise auf: Der Kaiser klagt über Geldnöte. Obendrein ist ihm sein Hofnarr abhandengekommen. Als der Teufel, in Verkleidung eines Narren, mit Faust erscheint, kommt dem Herrscher der neue Narr gerade recht. Schatzmeister, Heermeister, Kanzler berichten von der eher katastrophalen Lage der Nation. Der Kaiser, in seiner ganzen Ratlosigkeit, zum neuen Narren:

KAISER:
Sag, weißt du Narr nicht auch noch eine Not?

MEPHISTOPHELES:
Ich? Keineswegs. Den Glanz umher zu schauen,
Dich und die Deinen! – Mangelte Vertrauen,

Wo Majestät unweigerlich gebeut,
Bereite Macht Feindseliges zerstreut?
Wo guter Wille, kräftig durch Verstand,
Und Tätigkeit, vielfältige, zur Hand?
Was könnte da zum Unheil sich vereinen,
Zur Finsternis, wo solche Sterne scheinen?

GEMURMEL:
Das ist ein Schalk – Der's wohl versteht –
Er lügt sich ein – So lang' es geht –
Ich weiß schon – Was dahinter steckt –
Und was denn weiter? – Ein Projekt –

Der Kanzler riecht den Braten, versucht, das Schlimmste abzuwenden. Darin schwingt auch das alte Motiv der Alchemie durch. Der Traum, gleichsam aus nichts Gold zu machen. Zu spät. Der Teufel greift in die Vollen, argumentiert so:

MEPHISTOPHELES:
Daran erkenn' ich den gelehrten Herrn!
Was ihr nicht tastet, steht euch meilenfern,
Was ihr nicht faßt, das fehlt euch ganz und gar,
Was ihr nicht rechnet, glaubt ihr, sei nicht wahr,
Was ihr nicht wägt, hat für euch kein Gewicht,
Was ihr nicht münzt, das, meint ihr, gelte nicht.

KAISER:
Dadurch sind unsre Mängel nicht erledigt,
Was willst du jetzt mit deiner Fastenpredigt?

Ich habe satt das ewige Wie und Wenn;
Es fehlt an Geld, nun gut, so schaff es denn.

MEPHISTOPHELES:
Ich schaffe, was ihr wollt, und schaffe mehr;
Zwar ist es leicht, doch ist das Leichte schwer;

Das Papiergeld. Soeben neu erfunden von Mephisto. Das Anwerfen der Druckerpresse. Geldschöpfung ohne Wertschöpfung.

Ist das die Zukunft Europas?

Dabei fährt ein Feuerstrahl aus der Goldkiste des Kaisers auf. Erst zu Tode erschrocken, fängt er sich rasch. Die Umstellung der Finanzen von Gold auf Papiergeld hat geklappt. Fausts Strategie, durch die Sanierung an Einfluss zu gewinnen, geht auf. Nicht lange. Denn der Kaiser will auf einmal mehr. Der plötzliche Geldsegen lässt die Unmoral sprießen wie Schimmelsporen.

Was hält die Welt im Innersten zusammen? Wirklich nichts als Sex und Macht und Geld? Diese Frage stellt Goethe durch Faust sich und der Welt. Goethe wollte mit der Einführung des Papiergeldes in seinem Stück das genaue Gegenteil bewirken. Er warnte davor, sprach sich entschieden dagegen aus. An den Herzog Carl August von Sachsen-Weimar-Eisenach schrieb er: »*Jeder Münzfuß, er sey welcher er wolle, muß fest seyn.*«

Geld braucht immer einen realen Gegenwert. Goethe sah im grellen Licht der industriellen Revolution auch finstere Gesellen die Weltbühne betreten. Und er sah auch, wie seine

Botschaft nicht ankam. Immerhin war er vom Fach, bekleidete zeitweilig das Amt eines Ministers am Weimarer Hof mit genau diesen Agenden: Wirtschaft.

In Anlehnung an Faust II: Erst haben wir sie reich gemacht, jetzt müssen sie sich amüsieren.

Denn für ein Volk, das sich täglich amüsieren möchte, gibt es keine wirklichen Probleme.

Wohin gehen wir also?

Der europäische Geist hat zwei Zeitvorstellungen entwickelt: Die immer wiederkehrende, zyklische der Griechen, die sich auch an der Anzahl der Olympiaden, den vier Jahren zwischen den Olympischen Spielen, orientierte. Und das lineare Denken der semitischen Weisen. Mit einem Anfang und einem Ende.

Am Ende steht die Enthüllung: die Apokalypse. Nichts anderes heißt Apokalypse, Enthüllung, Entschleierung.

Eine Botschaft der klassischen Apokalypse, der Geheimen Offenbarung des Johannes, geschrieben in der Höhle zu Patmos, fand bis jetzt wenig Beachtung und wurde auch kaum so interpretiert. Am Ende seines prophetischen Buches berichtet der Seher von einem Geschlecht, das anfängt, den Tod abzuschaffen: Geschehen wird das im himmlischen Jerusalem, in der neuen Stadt, die für das neue Geschlecht vom Himmel herabsteigt, hell leuchtend wie ein Jaspis-Kristall. Mit den Bildern und Vorstellungen der damaligen Zeit beschreibt Johannes die geometrische Architektur der himmlischen Stadt.

Das Lebensmotto der neuen Stadt wird sein: »Siehe, ich mache alles neu. Ich bin das Alpha und das Omega, der Anfang und das Ende, das den Menschen eine neue Bleibe bietet, das neue Jerusalem, in dem deshalb keine Tränen in den Augen, kein Klagegeschrei auf den Straßen und keine Trauer in den Häusern mehr sein wird, denn es wird keinen Tod mehr geben.«

Für manche hat auch das Heute apokalyptische Züge angenommen. Wobei offen bleibt, was noch enthüllt werden muss und wie man diese Enthüllungen interpretiert – als Gottferner oder Gottnaher. Die Enthüllungen, woher wir kommen und wohin wir gehen.

Ob man die Ergriffenheit des Gemüts durch die übersinnliche Welt zulässt. Gedanken über die Weisheit, die den Bau des Universums leitet. Die Stärke, die ihn ausführt. Die Schönheit, die ihn vollendet. Und das Eingehen in den ewigen Osten – eine Diktion der Freimaurer. Kardinal König hatte übrigens das Anliegen, Christen und Freimaurer an einen Tisch zu bringen. Was zeigt: Die offene Gesellschaft ist nur eine Frage des Wollens. Des Begreifens. Des Annehmens.

Carl Zuckmayer hat in Abschied und Wiederkehr dieses Gedicht geschrieben:

»Dauer, Zeit und Raum
Sind wie Brandungsschaum,
Der verweht, indes die Flut sich wendet –
Doch das kleinste Sein
Schließt ein Wesen ein,
Das von Anfang ist und niemals endet.

Der du dich besinnst,
Ob du einst verrinnst
Gleich dem Sand und gleich dem Regentropfen –
Denk, dass Meer und Land,
Wasser, Fels und Sand
Steter sind als deines Herzens Klopfen.

Nur was in dir brennt,
Was kein Wort benennt,
Dauert über der Vernichtung Flammen.
Wärst du nicht geweiht
Zur Unsterblichkeit –
Bräch die Schöpfung in sich selbst zusammen.«

Die gute Nachricht: Wir bleiben erhalten.

Jeder hat seine Stunde der religiösen Evidenz, selbst wenn man sich mit Kirchen noch in einem Privatkrieg befindet. Die Wolken reißen auf, das Gute selbst ist anwesend und wird den Träumer mit überfließenden Herzen bejahen; dagegen sollte man sich nicht wehren.

Die Erkenntnis im Ich ist der Kompass für den weiteren Werdegang. Zu diesem Kompass gehört auch die Toleranz. Nicht nur gegenüber anderen Meinungen, sondern vor allem für jeden Menschen. Dann ist da noch dieses besondere Gefühl. Jeder verspürt die Sehnsucht nach Zuneigung. Und erahnt, vielleicht nur ganz spontan, die Evidenz der Transzendenz.

Dabei muss ich an eine Begegnung aus Jugendtagen denken. Als ich als Sekretär für Kardinal König in Wien arbeitete. Eines Tages kam der Bundeskanzler zu Besuch, Bruno

Kreisky. Ich holte ihn und seinen Sekretär Alfred Reiter, später Generaldirektor einer Bank, beim Empfang ab und geleitete alle beide hinauf zu den Amtsräumen des Kardinals.

Auf halbem Weg wandte Kreisky sich mir zu und fragte: »Na, junger Mann, was wollen Sie einmal werden?«

»Arzt«, sagte ich.

In dem Augenblick hielt Kreisky inne und sah mich an. Eindringlich, beobachtend und irgendwie auch amüsiert. Und dann, mit seiner so markanten, sonoren Stimme, meinte er:

»Ich werde Ihnen jetzt etwas sagen. Das sollten Sie sich für Ihr ganzes Leben merken. Wenn Sie ein guter Mediziner werden wollen, müssen Sie das Gleiche tun, das ein guter Politiker auch tun sollte: Sie müssen die Menschen lieben.«

Das habe ich mir gemerkt.

Woher kommen wir? Was sind wir? Wohin gehen wir?

Die Antworten sind gegeben. Liegen auf dem Tisch. Oder als Buch in Ihren Händen. Die Entscheidung, was Sie mit dem Wissen tun, liegt bei jedem selbst. Ja oder Nein.

Glauben und Wissen. Oder das Gegenteil. Der Mensch hat die Möglichkeit, sein Schicksal als Multiple-Choice-Test anzulegen. Zum Glück kennen wir die drei Antworten:

Die Hardware unserer Existenz war ab dem Urknall da.

Wir sind Abbild des Weltenbaumeisters.

Wenn wir es zulassen, erwartet uns die Verschränkung.

Die große Umarmung. Wenn die Ewigkeit ihre Arme ausbreitet und den Menschen willkommen heißt, willkommen daheim. Dann ist die Reise zu Ende. Das Exil vorbei. Und alles ist, wie es einmal war und für immer sein wird.

Vollkommen.

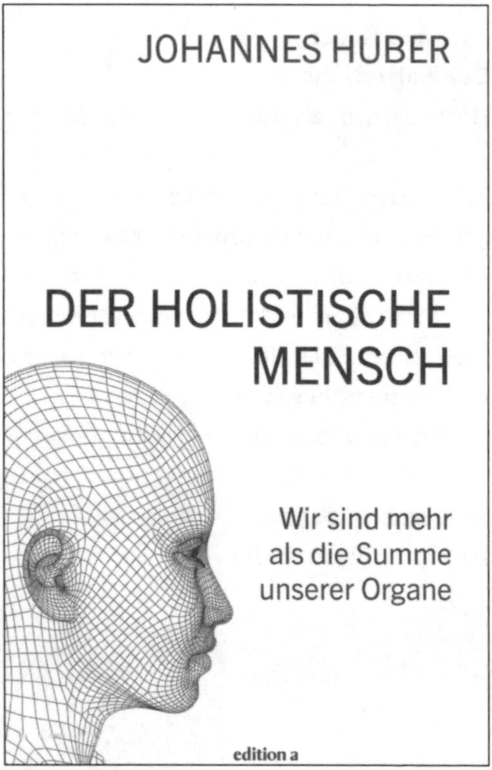
JOHANNES HUBER
DER HOLISTISCHE MENSCH
Wir sind mehr als die Summe unserer Organe
edition a

Johannes Huber

Der Holistische Mensch

Wir sind mehr als die Summe unserer Organe

Forschungen zeigen, dass Körper, Geist und Seele ein komplexes System bilden, das mit anderen komplexen Systemen kommuniziert. Es entsteht ein neues, ein holistisches Menschenbild. Der renommierte Arzt Prof. DDr. Johannes Huber erklärt auf Basis von Quantenphysik, Epigenetik und moderner Medizin einfach und leicht verständlich, warum wir mehr sind, als wir denken, warum Heilung aus anderen Quellen kommen kann, als wir bisher wussten, und warum es weder Schicksal noch Zufall gibt.

336 Seiten, € 24,90

ISBN 978-3-99001-230-7